中国公民健康素养

——基本知识与技能释义（2024 年版）

中国健康教育中心　编

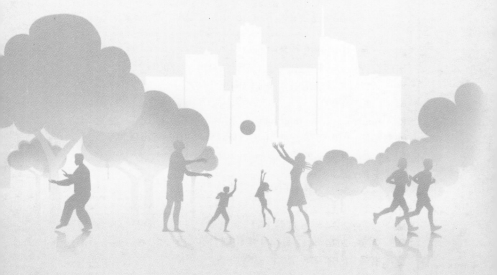

人民卫生出版社

·北　京·

图书在版编目（CIP）数据

中国公民健康素养. 基本知识与技能释义 ：2024年
版 / 中国健康教育中心编. -- 北京 ：人民卫生出版社，
2024. 6（2024. 12重印）. -- ISBN 978-7-117-36412-6

Ⅰ. R193-49

中国国家版本馆CIP数据核字第20245BU698号

人卫智网	www.ipmph.com	医学教育、学术、考试、健康，
		购书智慧智能综合服务平台
人卫官网	www.pmph.com	人卫官方资讯发布平台

中国公民健康素养
——基本知识与技能释义（2024年版）
Zhongguo Gongmin Jiankang Suyang
——Jiben Zhishi yu Jineng Shiyi（2024 Nian Ban）

编　　写：中国健康教育中心
出版发行：人民卫生出版社（中继线 010-59780011）
地　　址：北京市朝阳区潘家园南里19号
邮　　编：100021
E - mail：pmph @ pmph.com
购书热线：010-59787592　010-59787584　010-65264830
印　　刷：北京盛通印刷股份有限公司
经　　销：新华书店
开　　本：889×1194　1/32　　印张：3.75
字　　数：53千字
版　　次：2024年6月第1版
印　　次：2024年12月第4次印刷
标准书号：ISBN 978-7-117-36412-6
定　　价：20.00元

打击盗版举报电话：**010-59787491**　**E-mail：WQ @ pmph.com**
质量问题联系电话：**010-59787234**　**E-mail：zhiliang @ pmph.com**
数字融合服务电话：**4001118166**　**E-mail：zengzhi @ pmph.com**

中国公民健康素养
——基本知识与技能释义（2024年版）

专家指导委员会（按姓氏笔画排序）

王　辰　　王陇德　　张伯礼　　陆　林　　徐建国

审核专家（按姓氏笔画排序）

王华庆　　王临虹　　王鸿捷　　孔灵芝　　冯连世

孙　新　　杨月欣　　杨甫德　　陈　志　　赵文华

赵建忠　　赵雁林　　段蕾蕾　　梁万年　　蒋荣猛

编委会

主　任： 李长宁　李英华

副主任： 吴　敬　李　莉

委　员：（按姓氏笔画排序）

王兰兰	王克安	王丽萍	王春晓	王临虹	王鸿捷
王增武	邓　晓	邓婷鹤	石文惠	卢　永	卢　莉
田　丹	田向阳	付彦芬	冯连世	宁　艳	毕晓峰
吕书红	朱忠军	刘　庆	刘　梅	刘兆炜	刘起勇
刘爱东	刘爱玲	许樟荣	孙　新	纪翠蓉	杜维婧
李　良	李　莉	李　霜	李长宁	李英华	李雨波
李柏松	杨　汀	杨月欣	杨甫德	杨振宇	杨淑桂
肖　砾	肖　琳	吴　敬	吴青青	张　刚	张晓华
陈　志	陈　昱	陈万青	陈国永	陈清峰	陈锦辉
邵　蕾	武明芬	季莉莉	周剑芳	赵　虹	赵文华
赵志刚	赵芳红	赵金凤	赵建忠	赵雁林	郝利新
段蕾蕾	姜　艳	姚晓群	秦祖国	聂雪琼	钱　玲
高文斌	高皓宇	曹　远	蒋　燕	蒋荣猛	韩　冰
程蔼隽	雷党兴	路瑛丽	解瑞谦	熊勇超	潘虹地
徽晓菲	魏　镜	魏文斌	魏晓敏		

序

健康是促进人的全面发展的必然要求，是经济社会发展的基础条件，是民族昌盛和国家富强的重要标志，也是广大人民群众的共同追求。党的二十大擘画了全面建设社会主义现代化国家、以中国式现代化全面推进中华民族伟大复兴的宏伟蓝图。健康优先发展是以人民为中心的发展思想在推进中国式现代化建设中的体现。

健康素养指个人获取和理解基本健康信息和服务，并运用这些信息和服务做出正确决策，以维护和促进自身健康的能力。健康素养是健康的重要决定因素，与人均预期寿命、健康状况密切相关。提高全民健康素养水平是提高全民健康水平最根本、最经济、最有效的措施之一。主动学习健康知识、掌握健康技能、践行健康生活方式，提升健康素养水平，是公民做好自身健康第一责任人的首要条件。向公众提供科学、权威的健康科普信息是政府履行健康责任的重要体现。

党和政府高度重视健康素养促进工作。习近平总书记在 2016 年全国卫生与健康大会上，明确提出"建立健全健康教育体系，提升全民健康素养"的要求。2016 年 10 月，中共中央、国务院印发《"健康中国 2030"规划纲要》，将"全民健康素养大幅提高"作为战略目标。2020 年 6 月，"提高公民健康素养"被写入《中华人民共和国基本医疗卫生与健康促进法》法条。"居民健康素养水平"已被纳入多种考核体系，成为衡量经济社会发展水平和评价卫生健康工作成效的重要指标之一。

2008 年 5 月，卫生部以公告形式发布了《中国公民健康素养——基本知识与技能（试行）》，首次以政府文件的形式明确了我国城乡居民应该具备的基本健康知识与技能，为面向城乡居民开展健康知识普及提供了重要依据。2015 年，为适应城乡居民健康问题和健康需求的变化，在国家卫生计生委指导下，中国健康教育中心对健康素养内容进行了第一次修订，形成《中国公民健康素养——基本知识与技能释义（2015 年版）》。

近年来，我国经济社会快速发展，人民健康水平显著提升，幸福感、获得感明显增强。同时，在健康领域也面临着一些新的形势，一方面是人口老龄化程度不断加深，慢性非传染性疾病负担加重，传染病的威胁仍然存在，不健康饮食、缺乏运动、吸烟、饮酒等不健康生活方式较普遍；另一方面，网络技术的快速发展和社交媒体的迅速增长，使人们获取健康信息的渠道更加新颖多样，内容更加丰富，公众健康需求更加多元，对健康信息质量提出了更高要求。为积极践行"以人民为中心"的发展思想，满足人民群众对美好生活的向往和对健康生活的追求，贯彻"预防为主"的卫生健康工作方针，大力推进健康中国建设，2023 年，在国家卫生健康委宣传司指导下，中国健康教育中心再次组织专家，启动了对健康素养内容的修订工作。按照"总体框架不变，更新完善，查漏补缺"的原则，经过文献梳理、需求调研、专家论证、撰稿统稿、严格循证、交叉审读、征求意见等工作环节，历时 1 年半完成，近百名专家参与，涉及 30 多个专业领域。本次修订增加了传染病防控、慢阻肺、骨质疏松、口腔健康、安全急救、文明健康绿色环保生活方式等方面的内容，覆盖健康中国行动全部 15 个专项行动和全生命周期，参考最新循证依据，更新了核心知识点，最终形成《中国公民健康素养——基本知识与技能释义（2024 年版）》，并于 2024 年 5 月 30 日在国家卫生健康委网站公布。

本次修订形成了全面系统、科学准确、适用性强的健康科普核心信息知识库，为各级健康教育专业机构、医疗卫生机构、媒体、社会相关机构和组织开展健康教育和健康科普工作提供重要依据。

下一步，希望各地各相关部门围绕《中国公民健康素养——基本知识与技能释义（2024 年版）》进行广泛宣传普及，进一步提高公众健康素养，推动健康中国目标实现。在此，谨向参与修订工作的各位领导、专家及工作人员致以诚挚的感谢！

本书编委会
2024 年 5 月

目　录

中国公民健康素养——基本知识与技能（2024 年版）

一、基本知识和理念

1. 健康不仅仅是没有疾病或虚弱，而是身体、心理和社会适应的良好状态。预防是促进健康最有效、最经济的手段。

2. 公民的身心健康受法律保护，每个人都有维护自身健康和不损害他人健康的责任。

3. 主动学习健康知识，践行文明健康生活方式，维护和促进自身健康。

4. 环境与健康息息相关，保护环境，促进健康。

5. 无偿献血，助人利己。

6. 每个人都应当关爱、帮助、不歧视病残人员。

7. 定期进行健康体检。

8. 血压、体温、呼吸和心率是人体的四大生命体征。

9. 传染源、传播途径和易感人群是传染病流行的三个环节，防控传染病人人有责。

10. 儿童出生后应按照免疫程序接种疫苗，成年人也可通过接种疫苗达到预防疾病的效果。

11. 艾滋病、乙肝和丙肝通过血液、性接触和母婴三种途径传播，日常生活和工作接触不会传播。

12. 出现咳嗽、咳痰 2 周以上，或痰中带血，应及时检查是否得了肺结核；坚持规范治疗，大部分肺结核患者能够治愈。

13. 家养犬、猫应接种兽用狂犬病疫苗；人被犬、猫抓伤、咬伤后，应立即冲洗、消毒伤口，并尽早注射狂犬病人免疫球蛋白（或血清或单克隆抗体）和人用狂犬病疫苗。

14. 蚊子、苍蝇、老鼠、蟑螂等会传播多种疾病。

15. 不加工、不食用病死禽畜。不猎捕、不买卖、不接触、不食用野生动物。

16. 关注血压变化，控制高血压危险因素，高血压患者要做好自我健康管理。

17. 关注血糖变化，控制糖尿病危险因素，糖尿病患者要做好自我健康管理。

18. 关注肺功能，控制慢阻肺危险因素，慢阻肺患者要做好自我健康管理。

19. 积极参加癌症筛查，及早发现癌症和癌前病变。

20. 预防骨质疏松症，促进骨骼健康。

21. 关爱老年人，预防老年人跌倒，识别老年期痴呆。

22. 关爱青少年和女性生殖健康，选择安全、适宜的避孕措施，预防和减少非意愿妊娠，保护生育能力。

23. 劳动者依法享有职业健康保护的权利；劳动者要了解工作岗位和工作环境中存在的危害因素（如粉尘、噪声、有毒有害气体等），遵守操作规程，做好个人防护，避免职业健康损害。

24. 保健食品不是药品，正确选用保健食品。

二、健康生活方式与行为

25. 体重关联多种疾病，要吃动平衡，保持健康体重，避免超重与肥胖。

26. 膳食应以谷类为主，多吃蔬菜、水果和薯类，注意荤素、粗细搭配，不偏食，不挑食。

27. 膳食要清淡，要少盐、少油、少糖，食用合格碘盐。

28. 提倡每天食用奶类、大豆类及其制品，适量食用坚果。

29. 生、熟食品要分开存放和加工，生吃蔬菜水果要洗净，不吃变质、超过保质期的食品。

30. 珍惜食物不浪费，提倡公筷分餐讲卫生。

31. 注意饮水卫生，每天足量饮水，不喝或少喝含糖饮料。

32. 科学健身，贵在坚持。健康成年人每周应进行 150~300 分钟中等强度或 75~150 分钟高强度有氧运动，每周应进行 2~3 次抗阻训练。

33. 不吸烟（含电子烟），吸烟和二手烟暴露会导致多种疾病。电子烟含有多种有害物质，会对健康产生危害。

34. 烟草依赖是一种慢性成瘾性疾病。戒烟越早越好。任何年龄戒烟均可获益，戒烟时可寻求专业戒烟服务。

35. 少饮酒，不酗酒。

36. 重视和维护心理健康，遇到心理问题时应主动寻求帮助。

37. 每个人都可能出现焦虑和抑郁情绪，正确认识焦虑症和抑郁症。

38. 通过亲子交流、玩耍促进儿童早期发展。发现心理行为发育问题应及时就医。

39. 劳逸结合，起居有常，保证充足睡眠。

40. 讲究个人卫生，养成良好的卫生习惯，科学使用消毒产品，积极预防传染病。

41. 保护口腔健康，早晚刷牙，饭后漱口。

42. 科学就医，及时就诊，遵医嘱治疗，理性对待诊疗结果。

43. 合理用药，能口服不肌注，能肌注不输液，遵医嘱使用抗微生物药物。

44. 遵医嘱使用麻醉药品和精神药品等易成瘾

性药物，预防药物依赖。

45. 拒绝毒品。

46. 农村使用卫生厕所，管理好禽畜粪便。

47. 戴头盔、系安全带；不超速、不酒驾、不分心驾驶、不疲劳驾驶；儿童使用安全座椅，减少道路交通伤害。

48. 加强看护和教育，预防儿童溺水，科学救助溺水人员。

49. 冬季取暖注意通风，谨防一氧化碳中毒。

50. 主动接受婚前和孕前保健，适龄生育，孕期遵医嘱规范接受产前检查和妊娠风险筛查评估，住院分娩。

51. 孩子出生后应尽早开始母乳喂养，满 6 个月时合理添加辅食。

52. 青少年要培养健康的行为生活方式，每天应坚持户外运动 2 小时以上，应较好掌握 1 项以上的运动技能，预防近视、超重与肥胖，避免网络成瘾和过早性行为。

三、基本技能

53. 关注健康信息，能够正确获取、理解、甄别、应用健康信息。

54. 会阅读食品标签，合理选择预包装食品。

55. 会识别常见危险标识，远离危险环境。

56. 科学管理家庭常用药物，会阅读药品标签和说明书。

57. 会测量脉搏、体重、体温和血压。

58. 需要紧急医疗救助时，会拨打120急救电话。

59. 妥善存放和正确使用农药，谨防儿童接触。

60. 遇到呼吸、心搏骤停的伤病员，会进行心肺复苏，学习使用自动体外除颤器（AED）。

61. 发生创伤出血时，会进行止血、包扎；对怀疑骨折的伤员不要随意搬动。

62. 会处理烧烫伤，会用腹部冲击法排出气道异物。

63. 抢救触电者时，要首先切断电源，不要直接接触触电者。

64. 发生建筑火灾时，拨打火警电话 119，会自救逃生。

65. 发生滑坡、崩塌、泥石流等地质灾害和地震时，选择正确避险方式，会自救互救。

66. 发生洪涝灾害时，选择正确避险方式，会自救互救。

中国公民健康素养——基本知识与技能释义（2024 年版）

一、基本知识和理念

1. 健康不仅仅是没有疾病或虚弱，而是身体、心理和社会适应的良好状态。预防是促进健康最有效、最经济的手段。

世界卫生组织（WHO）提出的这个定义提示我们：健康不仅仅是指身体没有疾病、不虚弱，而是指身体、心理和社会适应三个方面都处于良好状态。

身体健康表现为体格健壮、各器官功能良好。

心理健康是指一种良好的心理状态，表现为能够恰当地认识、评价自己及周围的人和事，有和谐的人际关系，情绪稳定，行为有目的性，不放纵，能够应对生活中的压力，能够正常学习、工作和生活，对家庭和社会有所贡献。

社会适应是指通过自我调节，保持个人与环境、社会及在人际交往中的均衡与协调。个体应主动应对环境变化，积极适应不断变化的自然环境和社会环境，构建和谐的人际关系。

"预防为主"是中华民族传统的养生保健理念，是我国一直坚持的卫生与健康工作方针。当前，我国面临着重大传染病和多种慢性疾病的双重威胁。新发传染病和再发传染病防控形势依然严峻。慢性病患病率居高不下，慢性病导致的死亡占全部死因的 88.5%，成为影响国家经济社会发展的重大公共卫生问题。无论是传染病还是慢性病，主要与个人卫生习惯和生活方式有关。国内外大量实践证明：坚持预防为主，养成文明健康生活方式，是预防传染病和慢性病的首选策略和措施，是促进健康最有效、最经济的手段。

2. 公民的身心健康受法律保护，每个人都有维护自身健康和不损害他人健康的责任。

《中华人民共和国民法典》《中华人民共和国刑

法》《中华人民共和国基本医疗卫生与健康促进法》等法律都对公民健康权进行了明确规定，例如《中华人民共和国民法典》第一千零四条规定"自然人享有健康权。自然人的身心健康受法律保护。任何组织或者个人不得侵害他人的健康权。"《中华人民共和国刑法》多处规定严重危害人体健康的行为将受到刑法制裁。《中华人民共和国基本医疗卫生与健康促进法》第四条规定"国家和社会尊重、保护公民的健康权。国家实施健康中国战略，普及健康生活，优化健康服务，完善健康保障，建设健康环境，发展健康产业，提升公民全生命周期健康水平。国家建立健康教育制度，保障公民获得健康教育的权利，提高公民的健康素养。"

提高公众的健康水平，需要国家、社会和个人共同努力。每个人都有获取健康的权利，也有不损害他人健康的责任。不污染环境，不随地吐痰，不在公共场所吸烟，不危险驾驶，怀疑患有或确诊传染性疾病时做好自我管理等，都是承担健康责任、不损害他人健康的表现。

3. 主动学习健康知识，践行文明健康生活方式，维护和促进自身健康。

每个人是自己健康的第一责任人，应当树立对自己健康负责的理念，建立正确健康观，积极学习健康知识与技能，践行文明健康生活方式，不断提升自身健康素养，把健康的主动权掌握在自己手中。

健康生活方式是指有益于健康的习惯化行为方式。世界卫生组织研究表明，在当前以慢性病为主的疾病谱背景下，在影响健康的各类因素中，生活方式和行为因素的影响最大，其贡献率占到 60%。因此，改变不健康行为，践行健康的生活方式对健康结局具有重要意义，也是个人通过努力可以改变的因素。

健康的生活方式既包括合理膳食、适量运动、戒烟限酒、心理平衡等预防控制慢性病的"四大基石"，也包括做好手卫生、科学佩戴口罩、保持社交距离、注重咳嗽礼仪、开窗通风、分餐公筷、垃圾分类等预防控制传染病的文明卫生习惯，还包括规律作息、劳逸结合、充足睡眠、环境整洁、绿色出行、节约环保等良好的生活习惯。

此外，中医药学是中华民族的伟大创造，是中国古代科学的瑰宝，中医养生文化源远流长，是中华民族几千年的健康养生理念及其实践经验的总结。2014 年，国家中医药管理局和国家卫生计生委发布了《中国公民中医养生保健素养》，向公众普及中医养生保健基本理念、知识和技能，公民应学会利用中医养生保健方法和技能维护和促进自身健康。

4. 环境与健康息息相关，保护环境，促进健康。

良好生态环境是人类生存和发展的基础，人类所患的许多疾病都与环境污染有很大关系。无节制地消耗资源和污染环境是造成生态环境恶化的根源。每个人都有爱护环境、保护环境不受污染和破坏的责任。发现破坏生态环境的行为，应及时劝阻或举报。

遵守保护环境的法律法规，讲究社会公德，自觉养成节约资源、不污染环境的良好习惯，倡导文明健康、绿色低碳、简约适度的生活方式。减少资源消耗，实施垃圾分类。优先选择绿色环保产品，减少一次性消费品的使用，节约用水用电，适度使用空调，践行低碳出行。

保持家居环境整洁卫生，经常打扫室内、庭院卫生，不留卫生死角。厨房、厕所无异味。垃圾日产日清，做好垃圾分类。爱护公共环境，规范饲养宠物，做好宠物粪便清理，文体娱乐活动不扰民，共同营造清洁、舒适、安静、优美的生活环境。

气候变化和极端天气事件的发生可能影响健康。绿色消费，低碳出行，能助力减缓气候变化。老人、儿童、孕妇、疾病患者和户外工作人员是脆弱人群，要积极关注天气预报、空气质量信息和气象灾害预警信息，提前做好风险防范。极端天气下要更加关注基础疾病变化并及时就医，重污染天气时尽量减少或避免户外活动，高温热浪天气要尽量避暑和防止中暑，低温寒潮天气要注意保暖和防止冻伤，台风和暴雨天气要防止溺水等意外伤害。

5. 无偿献血，助人利己。

目前血液无法人工合成，临床用血只能依靠健康公民的自愿无偿捐献。无偿献血是社会文明进步的标志，无偿献血利国、利人、利己、利家人。

健康人定期、适量献血是安全、无害的。我国现行的捐献标准为全血每次 200~400 毫升，捐献间隔期不少于 6 个月；血小板每次 1~2 个治疗量，捐献间隔期不少于 2 周。献血后，人体造血功能会让血液很快得到补充，不会对健康造成不良影响。

《中华人民共和国献血法》规定，"国家提倡 18 周岁至 55 周岁的健康公民自愿献血"。对献血者，发给国务院卫生健康行政部门制作的无偿献血证书，有关单位可以给予适当补贴。公民临床用血时只交付用于血液的采集、储存、分离、检验等费用；无偿献血者临床需要用血时，免交前款规定的费用；无偿献血者的配偶和直系亲属临床需要用血时，可以按照省、自治区、直辖市人民政府的规定免交或者减交前款规定的费用。

血站是不以营利为目的，采集、提供临床用血的公益性卫生机构。献血者应当去正规血站献血。

6. 每个人都应当关爱、帮助、不歧视病残人员。

艾滋病、乙肝等传染病患者及病原携带者、精神障碍患者、残疾人是疾病的受害者，应得到人们的理解、关爱和帮助，这不仅是预防、控制传染病流行的重要措施，也是经济社会稳定有序发展的需要，更是人类文明进步的表现。

在工作、生活中，要接纳艾滋病、乙肝等传染病患者及病原携带者，鼓励和帮助他们和疾病作斗争。对精神障碍患者，要帮助他们回归家庭、社区和社会；患者的家庭成员要积极帮助他们接受治疗和康复训练，担负起日常照料和监护责任。对残疾人和康复后的精神障碍患者，单位和学校应该理解、关心和接纳他们，为他们提供适当的工作和学习条件。对在突发公共卫生事件中感染病原体的人员要给予理解、接纳和关心，不歧视、不排斥。

7. 定期进行健康体检。

定期进行健康体检，了解身体健康状况，及早发现健康问题和疾病，尽早采取干预和治疗措施。健康体检要选择综合性医院的体检中心或正规的体检机构，根据年龄、性别、职业、健康状况和家族病史等选择体检项目和频次。

检查中若发现健康问题，应及时就医，做到早发现、早诊断、早治疗。有针对性地改变不健康生活方式和行为习惯，减少健康危险因素。

8. 血压、体温、呼吸和心率是人体的四大生命体征。

成年人正常血压为收缩压≥90mmHg且<140mmHg，舒张压≥60mmHg且<90mmHg。白天略高，晚上略低，冬季略高于夏季。运动、紧张等也会使血压暂时升高。脉压是收缩压与舒张压的差值，正常为30~40mmHg。收缩压达到120~139mmHg或舒张压达到80~89mmHg时，称血压正常高值，应当向医生咨询。

成年人正常腋下体温为36~37℃，早晨略低，下午略高，1天内波动不超过1℃，运动或进食后体温会略微升高。体温高于正常范围称为发热，低于正常范围称为体温过低。

成年人安静状态下正常呼吸频率为 16~20 次/分，老年人略慢；呼吸频率超过 24 次/分为呼吸过速，见于发热、疼痛、贫血、甲亢及心衰等；呼吸频率低于 12 次/分为呼吸过缓。

成年人安静状态下正常心率为 60~100 次/分，超过 100 次/分为心动过速，低于 60 次/分为心动过缓，心率的快慢受年龄、性别、运动和情绪等因素的影响。

9. 传染源、传播途径和易感人群是传染病流行的三个环节，防控传染病人人有责。

传染病是指病原微生物感染人体后产生的、有传染性且在一定条件下可造成流行的疾病。传染病可在人与人、动物与人之间传播。传染病的流行必须具备三个环节：传染源、传播途径和易感人群。

传染源是指携带并且能够排出病原微生物的人和动物，可以是患者、无症状感染者，也可以是受感染的动物。易感人群是指对某种传染病缺乏特异性免疫力的人群。传播途径是指病原微生物从传染源排出后进入易感人群所经过的途径，常见的传播途径有呼吸道传播、消化道传播、接触传播、虫媒传播、血液传播和母婴传播等。有些传染病可通过多种途径传播。

管理传染源、切断传播途径和保护易感人群是预防控制传染病的有效措施。根据传播方式、速度及对人类危害程度不同，将法定传染病分为甲类、乙类和丙类，实行分类管理。

防控传染病，人人有责。每个人要主动学习传染病防控知识，一旦怀疑自己感染，要做好个人防护，及时就医。根据防控要求，配合做好相关流行病学调查、隔离、疫苗接种和治疗等工作。出境时，要提前了解目的地传染病流行情况，做好预防措施，减少感染风险；入境时，如果所在国家或地区出现传染病流行，要主动报备。单位和个人违反《中华人民共和国传染病防治法》规定，导致传染病传播、流行，给他人人身、财产造成损害的，应当依法承担民事责任。

10. 儿童出生后应按照免疫程序接种疫苗，成年人也可通过接种疫苗达到预防疾病的效果。

疫苗是指为了预防、控制疾病的发生、流行，用于人体免疫接种的预防性生物制品。接种疫苗不仅能够保护个体健康，还能阻断传染病的传播和流行，是预防控制传染病最有效、最经济的措施。

从是否自愿接种的角度，《中华人民共和国疫苗管理法》将疫苗分为免疫规划疫苗和非免疫规划疫苗。免疫规划疫苗是指居民应当按照政府规定接种的疫苗，包括：①国家免疫规划疫苗，即国家免疫规划确定的疫苗，现阶段国家免疫规划疫苗包括：乙肝疫苗、卡介苗、脊灰灭活疫苗、脊灰减毒活疫苗、百白破疫苗、白破疫苗、麻腮风疫苗、乙脑减毒活疫苗、乙脑灭活疫苗、A 群流脑多糖疫苗、A 群 C 群流脑多糖疫苗、甲肝减毒活疫苗、甲肝灭活疫苗等。②省、自治区、直辖市人民政府在执行国家免疫规划时增加的疫苗，即省、自治区、直辖市人民政府在执行国家免疫规划时，根据本行政区域疾病预防、控制需要增加的免疫规划疫苗种类。③县级以上人民政府或者其卫生健康主管部门组织的应急接种或者群体性预防接种所使用的疫苗。非免疫规划疫苗是指由居民自愿接种的其他疫苗。是否免费不是两类疫苗的区分标准。

居住在中国境内的居民，依法享有接种免疫规划疫苗的权利，履行接种免疫规划疫苗的义务。监护人应当依法保证适龄儿童接种免疫规划疫苗。国家对儿童实行预防接种证制度。在儿童出生1个月内，其监护人应当到儿童居住地承担预防接种工作的接种单位或者出生医院为其办理预防接种证。儿童入托、入学时，托幼机构、学校应当查验接种证。

疫苗在保护人的全生命周期健康中发挥着重要作用。各个年龄阶段都可能面临病原微生物感染的风险。对于疫苗可预防疾病，各年龄段人群都可以根据需要选择接种，达到防病目的。例如，适龄人群接种人乳头瘤病毒（HPV）疫苗可减少致癌相关感染，有效预防宫颈癌等HPV相关疾病；慢性呼吸系统疾病患者和老年人接种流感疫苗可减少感染流感病毒的机会或减轻感染流感病毒后的症状，接种肺炎球菌疫苗能有效预防肺炎球菌感染引起的肺炎、菌血症、脑膜炎、中耳炎等疾病；接种带状疱疹疫苗可预防带状疱疹。

接种免疫规划和/或非免疫规划疫苗可前往就近的接种单位。常见的接种单位包括社区卫生服务中心、卫生院、医院等，具体可咨询或查阅当地卫生健康或疾控部门发布的最新信息。

11. 艾滋病、乙肝和丙肝通过血液、性接触和母婴三种途径传播，日常生活和工作接触不会传播。

艾滋病病毒、乙肝病毒和丙肝病毒主要通过血液、性接触和母婴途径传播。血液传播是指含有病毒的血液经破损的皮肤、黏膜暴露而传播，或含有病毒的血液通过输血或者血液制品而传播。与感染者共用针头和针具、输入感染者的血液或血成分、移植感染者的组织或器官可造成传播，与感染者共用剃须刀和牙刷、文身和针刺也可能引起传播。性传播是指异性或同性无防护性行为引起的传播。母婴传播是指感染病毒的母亲经胎盘或分娩将病毒传染给胎儿，也可以通过哺乳传染给婴儿。

艾滋病病毒、乙肝病毒和丙肝病毒都不会通过空气、水或食物传播。在日常工作和生活中，与艾滋病、乙肝和丙肝患者或感染者的一般接触不会被感染。艾滋病病毒、乙肝病毒和丙肝病毒不会经马桶圈、电话机、餐饮具、卧具、游泳池或公共浴池等公共设施传播，不会通过礼节性接吻、拥抱传播，也不会通过咳嗽、蚊虫叮咬等方式传播。

主动了解艾滋病、乙肝、丙肝防治知识和相关政策，抵制卖淫嫖娼、聚众淫乱、吸食毒品等违法犯罪行为，提倡负责任和安全的性行为。

正确使用安全套，可以显著降低感染艾滋病、乙肝和大多数性传播疾病的风险。发生高危行为后，要主动进行检测。得知自己感染艾滋病、乙肝或其他性传播疾病后，应主动告知性伴或配偶。

12. 出现咳嗽、咳痰 2 周以上，或痰中带血，应及时检查是否得了肺结核；坚持规范治疗，大部分肺结核患者能够治愈。

肺结核是由结核分枝杆菌（结核菌）引起的呼吸道传染病，主要通过患者咳嗽、打喷嚏、大声说话时喷出的飞沫传染他人。人类对结核菌普遍易感，感染结核菌后是否发病主要取决于人体抵抗力和结核菌毒力。

咳嗽、咳痰2周以上或痰中带血是肺结核的主要可疑症状，应及时到正规医疗机构就诊。早期诊断和规范治疗可以提高治愈率，减少或避免传染他人。

肺结核可防可治，只要坚持规范治疗，绝大多数肺结核患者可以治愈。自行停药、间断服药或减少药品种类和剂量，不但容易导致治疗失败，还可能引起结核菌耐药。耐药结核病患者治疗时间更长、治疗费用更高，而且治愈率较低。

肺结核患者在治疗期间应尽量避免去公共场所，必须外出时须佩戴医用外科口罩。做到不随地吐痰，咳嗽或打喷嚏时使用纸巾、手帕遮挡口鼻，可减少结核菌的传播。家庭中有传染性肺结核患者时应采取防护措施，避免传染家人。与肺结核患者接触或出入结核病诊疗机构时，建议佩戴医用外科口罩。

13. 家养犬、猫应接种兽用狂犬病疫苗；人被犬、猫抓伤、咬伤后，应立即冲洗、消毒伤口，并尽早注射狂犬病人免疫球蛋白（或血清或单克隆抗体）和人用狂犬病疫苗。

狂犬病是由狂犬病毒引起的急性传染病，主要由携带狂犬病毒的犬、猫等动物咬伤或抓伤所致，一旦发病，病死率达 100%。

根据接触方式和暴露程度将狂犬病暴露分为三级：接触或者喂饲犬、猫等动物，或者完好的皮肤被舔舐为 I 级暴露；裸露的皮肤被轻咬，或者无明显出血的轻微抓伤、擦伤为 II 级暴露；单处或者多处贯穿性皮肤咬伤或者抓伤，或者破损皮肤被舔舐，或者开放性伤口、黏膜被唾液或者组织污染，或者直接接触蝙蝠为 III 级暴露。判定为 I 级暴露者，清洗暴露部位，无需进行医学处置。判定为 II 级暴露者，应处置伤口并接种狂犬病疫苗。确认为 II 级暴露且严重免疫功能低下者，或者 II 级暴露者其伤口位于头面部且不能确定致伤动物健康状况时，按照 III 级暴露者处置。判定为 III 级暴露者，应处置伤口并注射狂犬病被动免疫制剂和接种狂犬病疫苗。如使用单克隆抗体，应按照批准剂量使用。狂犬病疫苗一定要按照程序按时、全程接种。

伤口处置越早越好。对于Ⅱ级和Ⅲ级暴露，彻底的伤口处理非常重要，包括对伤口内部进行彻底的冲洗、消毒以及后续的外科处置。可以使用肥皂水（或其他弱碱性清洁剂、专业冲洗液）和一定压力的流动清水交替彻底冲洗所有咬伤和抓伤处约15分钟，然后用生理盐水将伤口洗净，最后用无菌脱脂棉将伤口处残留液吸尽，避免在伤口处残留肥皂水或者清洁剂。较深伤口冲洗时，可用注射器或者专用冲洗设备对伤口内部进行灌注冲洗，做到全面彻底。伤口冲洗后用碘伏消毒涂擦或消毒伤口内部；随后立即到正规医疗机构进行伤口处理、疫苗接种。

再次暴露后处置。再次暴露发生在免疫接种过程中，应继续按照原有程序完成剩余剂次的接种；全程接种后3个月内再次暴露者一般不需要加强接种；全程接种后3个月及以上再次暴露者，应于0和3天各加强接种1剂次疫苗。按暴露前（后）程序完成了全程接种狂犬病疫苗者，除严重免疫功能低下者外，无需使用被动免疫制剂。

饲养者要为犬、猫接种兽用狂犬病疫苗，防止犬、猫发生狂犬病并传播给人。带犬外出时，要系犬绳，防止伤人。

14. 蚊子、苍蝇、老鼠、蟑螂等会传播多种疾病。

蚊子、苍蝇、老鼠、蟑螂等病媒生物能直接或间接传播多种疾病，可引起人群感染，导致疾病的传播和流行，造成感染人群发病甚至死亡。

蚊子可以传播疟疾、乙脑、登革热、寨卡病毒病等疾病。保持环境卫生，消除蚊子孳生地。蚊幼虫生活在水中，要清理环境中的各类积水，无法清理的积水可定期投放杀蚊幼剂。根据情况选用纱门、纱窗、蚊帐、蚊香、杀虫剂、驱避剂等防蚊灭蚊用品，防止蚊子叮咬，预防蚊传疾病。

苍蝇可以传播霍乱、痢疾、伤寒等消化道疾病。搞好环境卫生，管理好垃圾、粪便、污物，消除苍蝇孳生地，可有效控制苍蝇数量。不乱丢垃圾、生活垃圾袋装化，不随地大小便、处理好宠物粪便等，可有效减少苍蝇孳生。安装纱门、纱窗、防蝇门帘等防蝇设施，切断侵入途径。保管好食物，防止苍蝇叮爬。优先使用苍蝇拍、灭蝇灯、粘蝇纸（带、绳）等物理方法灭蝇。

老鼠可以传播鼠疫、流行性出血热、钩端螺旋体病等多种疾病。搞好环境卫生，减少老鼠的藏身之地；安装防鼠门、防鼠网、封堵孔洞等。同时，保管好食物，减少老鼠对食物的污染。杀灭老鼠可以使用鼠夹、鼠笼、粘鼠板等捕鼠工具，还可使用安全、高效的药物灭鼠。要注意灭鼠药的保管和使用方法，防止人畜中毒。

蟑螂可以携带痢疾、伤寒等多种病原菌，其排泄物与尸体中的蛋白可诱发人的过敏性鼻炎和哮喘。蟑螂多生活在温暖、潮湿、食物丰富的环境中，保持室内干燥、清洁，可以减少蟑螂的孳生。要将食物密闭存放，餐具冲洗干净，炉灶保持清洁，及时清理餐厨垃圾。可以使用杀蟑毒饵等药物或粘蟑纸杀灭蟑螂。

15. 不加工、不食用病死禽畜。不猎捕、不买卖、不接触、不食用野生动物。

许多疾病可通过动物传播给人，如炭疽、狂犬病、人感染高致病性禽流感、布鲁氏菌病、棘球蚴病（包虫病）、绦虫病、囊虫病、血吸虫病等。预防动物源性疾病传播，要做到：不与病畜、病禽接触；接触禽畜后要洗手；不加工、不食用病死、死因不明或未经卫生检疫合格的禽畜肉；不吃生的或未煮熟、煮透的禽畜肉和水产品；不猎捕、不买卖、不食用野生动物。食用野生动物违反相关法律法规。

任何单位和个人发现禽畜类出现发病急、传播迅速、死亡率高等异常情况，应及时向当地农业农村畜牧兽医主管部门或动物疫病预防控制机构报告。

16. 关注血压变化，控制高血压危险因素，高血压患者要做好自我健康管理。

高血压是我国常见的心血管疾病之一。未使用降压药物的情况下，非同日 3 次诊室血压测量收缩压 ≥140mmHg 和/或舒张压 ≥90mmHg，可诊断为高血压。患者有高血压病史，目前正在服用抗高血压药物，血压虽低于140/90mmHg，仍诊断为高血压。根据舒张压/收缩压数值大小，《中国高血压防治指南（2023年版）》将高血压分为三类，分别为：1级高血压（轻度），140~159/90~99mmHg；2级高血压（中度），160~179/100~109mmHg；3级高血压（重度），≥180/110mmHg。

长期高血压可引起心、脑、肾并发症，严重危害健康和生命。超重或肥胖、高盐饮食、体力活动不足、吸烟、过量饮酒、精神紧张、工作压力大是患高血压的危险因素。具备上述危险因素之一，即为高血压高危人群。

高血压的治疗必须坚持长期、综合、全面的原则。高血压患者应遵医嘱服药，按期复查。增强自我保健意识，主动学习高血压知识，对疾病有全面正确认识，掌握家庭自测血压的方法，做好血压自我监测。高血压患者除关注血压水平外还要关注是否存在其他心血管疾病危险因素。

普通高血压患者的血压均应严格控制在140/90mmHg以下；糖尿病、慢性肾病、稳定性冠心病、脑卒中患者的血压控制更宜个体化，一般可降

至 130/80mmHg 以下；老年人收缩压降至 150mmHg
以下。

高血压患者及高血压高危人群要养成健康的行
为生活方式，清淡饮食，少盐、少油、少糖，多吃
蔬菜和水果，做到合理膳食、控制体重、戒烟限酒、
适量运动、减轻精神压力、保持心理平衡。

根据国家基本公共卫生服务规范要求，乡镇卫
生院（村卫生室）、社区卫生服务中心（站）为辖区
内 35 岁及以上常住居民中原发性高血压患者提供健
康管理服务，包括免费测量血压、提供健康指导等。
35 岁及以上居民，血压正常者应至少每年测量 1 次
血压，高血压高危人群至少每 6 个月测量 1 次血压，
并接受医务人员的健康指导。高血压患者每年至少
接受 4 次面对面随访，并在社区医生的指导下做好
自我健康管理。

17. 关注血糖变化，控制糖尿病危险因素，糖尿病患者要做好自我健康管理。

成年人正常空腹血糖<6.1mmol/L。对非糖尿病
患者来说，低血糖症的诊断标准为血糖<2.8mmol/L，

而接受药物治疗的糖尿病患者只要血糖<3.9mmol/L就属于低血糖。

典型的糖尿病症状表现为"三多一少"，即烦渴多饮、多尿、多食和不明原因的体重减轻、乏力。出现典型的糖尿病症状加上空腹血糖≥7.0mmol/L或随机血糖≥11.1mmol/L，或口服75克葡萄糖负荷后2小时血糖≥11.1mmol/L，或糖化血红蛋白≥6.5%，可诊断为糖尿病。没有糖尿病典型症状者，如果有两次以上的血糖达到糖尿病诊断标准，就可以诊断为糖尿病。6.1mmol/L≤空腹血糖<7.0mmol/L或7.8mmol/L≤糖负荷2小时血糖<11.1mmol/L为糖调节受损，也称糖尿病前期，是糖尿病的极高危人群。

具备以下因素之一，即为糖尿病高危人群：处于糖尿病前期、超重或肥胖、高血压、血脂异常、脂肪肝、糖尿病家族史、妊娠糖尿病史、巨大儿（出生体重≥4kg）生育史。糖尿病患者应遵医嘱用药，定期复查。增强自我保健意识，主动学习糖尿病防治知识，对疾病有全面正确认识，掌握家庭自测血糖的方法，做好血糖自我监测，加强自我健康管理，预防和减少并发症。

糖尿病患者及糖尿病高危人群要养成健康的行为生活方式，控制血糖、血压、血脂和体重，做到合理膳食、科学运动、不吸烟、不喝酒、规律生活。

根据国家基本公共卫生服务规范要求，乡镇卫生院（村卫生室）、社区卫生服务中心（站）为辖区35岁及以上2型糖尿病患者提供健康管理服务，每年提供4次免费空腹血糖检测，至少进行4次面对面随访。

18. 关注肺功能，控制慢阻肺危险因素，慢阻肺患者要做好自我健康管理。

慢阻肺全称为"慢性阻塞性肺疾病"，是一种常见的、可预防和治疗的慢性气道疾病。慢阻肺的主要症状是慢性咳嗽、咳痰和呼吸困难。早期慢阻肺患者可没有明显的症状，随病情进展症状日益显著；咳嗽、咳痰症状通常在疾病早期出现，而后期则以呼吸困难、气短、喘憋为主要表现。肺功能检查是诊断慢阻肺的常用方法。

吸烟、呼吸道感染、粉尘或化学物质、环境烟雾、慢阻肺家族史等是慢阻肺的常见危险因素。

40 岁及以上人群，长期吸烟、粉尘或化学物质暴露等危险因素接触者，有活动后气短或呼吸困难、慢性咳嗽咳痰、反复下呼吸道感染等症状者，建议每年进行 1 次肺功能检测。

积极控制慢阻肺相关危险因素，可有效预防疾病发生发展。吸烟者应当戒烟。加强职业防护，避免与有毒、有害气体及化学物质接触。减少生物燃料（木材、动物粪便、农作物残梗、煤炭等）燃烧所致的室内空气污染，避免大量油烟刺激。提倡家庭中进行湿式清扫。在室外空气污染严重时，尽量避免外出或做好戴口罩等防护措施。呼吸道感染是慢阻肺急性加重的主要诱因，建议慢阻肺患者和老年人等高危人群主动接种新冠病毒疫苗、流感疫苗和肺炎球菌疫苗。

慢阻肺患者应长期坚持吸入药物治疗，吸入药物起效快、全身副作用小、可以联合用药，是较安全的用药方式。慢阻肺患者应定期随访，每年至少做一次肺功能检测，监测症状及合并症，坚持健康生活方式，注重膳食营养，多吃蔬菜水果，进行中等量的体力活动，在专业人员指导下积极参与康复治疗。

慢阻肺急性加重主要表现为呼吸困难加重，常伴有喘息、胸闷、咳嗽加剧、痰量增加、痰液颜色和/或黏度改变以及发热等，也可出现心悸、全身不适、失眠、嗜睡、疲乏、抑郁和意识不清等症状，一旦出现上述情况，应立即到医院就诊。

19. 积极参加癌症筛查，及早发现癌症和癌前病变。

癌症的发生是全生命周期相关危险因素累积的过程，采取健康生活方式可以有效预防癌症的发生。

癌症筛查和早期检测是发现癌症和癌前病变的重要途径，有利于癌症的早期发现和及时治疗。应定期进行防癌体检，积极参加政府提供的癌症筛查和早诊早治项目。适龄女性定期接受宫颈癌、乳腺癌筛查可及早发现癌症和癌前病变。

早发现、早诊断、早治疗是提高癌症治疗效果的关键，出现以下症状应及时到医院就诊：身体浅表部位出现异常肿块；体表黑痣和疣等在短期内色泽加深或迅速增大；身体出现异常感觉，如哽咽感、疼痛等；皮肤或黏膜出现经久不愈的溃疡；持续性消化不良和食欲减退；大便习惯及性状改变或大便带血；持久性声音嘶哑，干咳，痰中带血；听力异常，鼻血，头痛；阴道异常出血，特别是接触性出血；无痛性血尿，排尿不畅；不明原因的发热、乏力、进行性体重减轻。

20.预防骨质疏松症，促进骨骼健康。

骨骼有支撑、保护、造血和运动等功能，骨骼健康是维持人体健康和机体活力的重要因素。

骨质疏松症是一种以骨量减少，骨组织微结构破坏，导致骨脆性增加和易发生骨折为特征的全身性骨病。骨质疏松症的防治应贯穿生命全过程。青少年期、成年期和老年期都要关注骨骼健康，改善骨骼生长发育，达到理想峰值骨量，减少骨丢失，避免发生骨折。

导致骨质疏松症的主要危险因素包括日照不足、钙和维生素D缺乏、蛋白质摄入过多或不足、高盐（钠）饮食、吸烟、过量饮酒、过多饮用咖啡和/或碳酸饮料、体力活动过少、体重过低、使用影响骨代谢的药物等。饮食习惯与钙吸收密切相关，选择富含钙、低盐和适量蛋白质的均衡饮食。

接受阳光照射是促进骨骼健康经济有效的方法之一。建议在日照充足的环境下增加户外活动，持续 15~30 分钟，有助于人体合成维生素 D，但需防止强烈阳光照射灼伤皮肤。

体育锻炼对防止骨质疏松具有积极作用，负重运动可以让身体获得并保持最大骨强度。

绝经后女性和老年人是骨质疏松症的高危人群，应定期进行骨密度检查，及早发现骨质疏松症。已经确诊骨质疏松症或者有高骨折风险的患者，应在医生指导下进行长期、个体化的抗骨质疏松治疗，增加骨密度，缓解症状，避免或减少骨折的发生，促进骨骼健康。

21. 关爱老年人，预防老年人跌倒，识别老年期痴呆。

关爱老年人，尊重老年人的思维方式和自主选择，为老年人创造更好的生活环境，支持和鼓励老年人树立社会价值自信和家庭价值自信。

跌倒是 65 岁及以上人群伤害致死的第一位原因，老年人需要增强防跌倒意识。跌倒的发生与老年人的身体机能、健康状况、行为和环境等多方面因素有关。跌倒是可以预防的，老年人要主动学习预防跌倒知识，增强预防跌倒意识，养成预防跌倒行为习惯，对家居环境进行适老化改造。

老年人应科学运动，在确保安全的前提下选择适合自身条件的运动形式和强度，注意加强平衡能力、肌肉力量、耐力的锻炼，不要因为害怕跌倒而停止运动。

老年人应主动调整日常行为习惯，不要着急转身、站起；穿合身的衣裤，穿低跟、防滑、合脚的鞋；行动能力下降者应主动使用辅助器具；不登高取物。出行时尽量选择无障碍、不湿滑、光线好的路线；上下台阶、起身、乘坐交通工具、自动扶梯时站稳扶好，放慢速度；夜晚出行携带照明工具；雨雪、大风等恶劣天气减少室外活动；外出时随身携带应急联系卡片、手机。

应对老年人家居环境进行适老化改造，如地面选用防滑材质，保持地面干燥；卫生间、厨房等易湿滑的区域可使用防滑垫；去除门槛、家具滑轨等室内地面高度差；室内照明适度，减少眩光，灯具开关位置应方便使用；常用物品放于老年人伸手可及之处；床、坐具不要过软，高度合适；家具摆放和空间布局合理，保持室内通道便捷、畅通无障碍；淋浴间、坐便器、楼梯、床、椅等位置安装扶手等。

痴呆是指一种以获得性认知功能损害为核心，导致患者日常生活、社会交往和工作能力明显减退的综合征，老年期痴呆最常见的是阿尔茨海默病，早期识别、早期干预意义重大。阿尔茨海默病常表现为近记忆力减退、情景记忆受损，如反复说同一件事、乱放个人物品、忘记重要事件或约定、学习新知识新技能的能力下降等；推理能力和处理复杂任务的能力受损、判断力差，如无法管理财务、对安全隐患的理解力差、决策能力减退等；视空间功能受损，如辨别方向能力下降、容易迷路等；语言功能受损，如说话找词困难、语言内容空洞、表达和理解能力下降、出现阅读和书写困难等；有些患者还会出现情绪、人格和行为等改变，如异常的情绪波动、淡漠、焦虑、抑郁、回避社交、兴趣减退、失去同理心、强迫行为、重复动作等。老年人一旦出现上述症状，应及时到综合或专科医院的神经内科、精神/心理科、老年医学科等相关职能科室就诊，以便早诊断、早治疗。

22. 关爱青少年和女性生殖健康，选择安全、适宜的避孕措施，预防和减少非意愿妊娠，保护生育能力。

育龄男女应增强性健康和性安全意识，预防生殖系统疾病，如短期内没有生育意愿，可在医生指导下采取避孕措施。减少非意愿妊娠和流产发生，保护生育能力。已育夫妇提倡使用宫内节育器、皮下埋植等高效避孕方法，无继续生育意愿者，可采取绝育术等永久避孕措施。安全期避孕和体外排精等方法避孕效果不可靠，不建议作为常规避孕方法。

一旦发生无保护性行为且无生育意愿，应该尽早采取紧急避孕措施。紧急避孕不能替代常规避孕，仅对本次无保护性行为有作用。

发生非意愿妊娠，需要人工流产时，应到有资质的医疗机构。自行堕胎、非法人工流产会造成严重并发症甚至危及生命。反复的人工流产会增加生殖道感染、大出血的风险，甚至发生宫腔粘连、继发不孕等疾病或不良结局，严重影响女性健康。

男性作为性伴侣，在计划生育、避免意外妊娠中应承担更多的责任。杜绝违背女性意愿的性行为，尊重和维护女性生殖健康权益。

23. 劳动者依法享有职业健康保护的权利；劳动者要了解工作岗位和工作环境中存在的危害因素（如粉尘、噪声、有毒有害气体等），遵守操作规程，做好个人防护，避免职业健康损害。

《中华人民共和国基本医疗卫生与健康促进法》明确规定：国家加强职业健康保护。《中华人民共和国职业病防治法》规定：劳动者依法享有职业卫生保护的权利。用人单位应当为劳动者创造符合国家职业卫生标准和卫生要求的工作环境和条件，并采取措施保障劳动者获得职业卫生保护。

劳动者作为自身健康的第一责任人，应遵守职业健康相关的法律法规、规章制度和操作规程，提高职业健康意识、自我保护意识和行使职业卫生保护权利的能力。职业病危害因素包括职业活动中存在的各种有害因素以及在作业过程中产生的其他职业病危害因素，主要分为粉尘、化学因素、物理因素、生物因素、放射性因素等。常见的粉尘如矽尘、煤尘、石棉尘、云母尘等；化学物质如铅、苯、汞、硫化氢等；物理因素如噪声、振动、高温等；生物因素如布鲁氏菌、炭疽杆菌、森林脑炎病毒等；放射性因素如电离辐射中 α、β、γ 射线或中子等。劳动者应知晓本人所在的工作环境及工作过程中存在的职业病危害因素，掌握个人防护用品的正确使用方法，在工作期间全程、规范使用防护用品。要熟悉常见事故的处理方法，掌握安全急救知识。一旦发生事故，能够正确应对，正确逃生、自救和互救。

职业健康检查是早期发现劳动者健康损害与职业禁忌证，减轻职业病危害后果的重要措施。用人单位安排从事接触职业病危害作业的劳动者进行职业健康检查是法定义务。长期接触职业病危害因素，必须定期参加职业健康检查。如果被诊断得了职业病，必须及时治疗，避免与工作环境继续接触，应当调离原工作岗位。当事人对职业病诊断有异议的，可以向作出诊断的医疗卫生机构所在地设区的市级以上地方卫生健康主管部门申请鉴定。

24. 保健食品不是药品，正确选用保健食品。

保健食品属于特殊食品，国家对保健食品等特殊食品实行严格监督管理。保健食品声称保健功能，应当具有科学依据，不得对人体产生急性、亚急性或慢性危害。保健食品应当以补充膳食营养物质、维持改善机体健康状态或者降低疾病发生风险因素为目的，适用于特定人群食用，不以治疗疾病为目的。

保健食品标签和说明书不得涉及疾病预防、治疗功能，应当与注册或者备案的内容相一致，载明产品名称、注册号或备案号、原料、辅料、功效成分或者标志性成分及其含量、适宜人群、不适宜人群、保健功能、食用量及食用方法、规格、贮藏方法、保质期、注意事项等，并声称"本品不能替代药物"。

我国对保健食品实行注册备案制度。经注册备案许可的保健食品，准许使用保健食品标志。保健食品是食品，不是药物，不能替代药物治疗疾病。消费者选购保健食品要认清、认准产品包装上的保健食品标志及保健食品注册号或备案号，依据其功能和适宜人群科学选用并按标签、说明书的要求食用。保健食品产品注册或备案信息可通过国家市场监督管理总局网站查询。

二、健康生活方式与行为

25. 体重关联多种疾病，要吃动平衡，保持健康体重，避免超重与肥胖。

体重和健康密切相关，体重异常（过轻或过重）会影响健康，保持健康体重对于维护和促进健康至关重要。健康体重是指长期保持体重良好的健康状态。体重过低容易导致免疫力低下、骨质疏松、贫血等健康风险；超重和肥胖容易导致心脑血管疾病、糖尿病和肿瘤等健康风险。

体重是否正常主要取决于能量摄入与消耗的平衡，即吃动平衡。进食量大而身体活动量不足，多余的能量就会在体内以脂肪的形式储存下来，造成超重或肥胖；相反，进食量不足或身体能量消耗大，可引起体重过低或消瘦。

目前判断体重是否正常的常用指标是体重指数（BMI），BMI=体重（千克）/身高^2（米^2）。18 岁及以上成年人 BMI 在 18.5~23.9 千克/米^2 之间为正常，在 24~27.9 千克/米^2 之间为超重，BMI ≥28 千克/米^{2}为肥胖，BMI<18.5 千克/米^2 为体重过低。65 岁以上老年人的适宜体重和 BMI 可略高，建议保持在 20~26.9 千克/米^2，80 岁以上的高龄老年人 BMI 建议保持在 22~26.9 千克/米^2。

腰围是评价中心型肥胖的常用指标。建议成年男性腰围不超过 85 厘米，女性不超过 80 厘米。

26. 膳食应以谷类为主，多吃蔬菜、水果和薯类，注意荤素、粗细搭配，不偏食，不挑食。

食物可以分为谷薯类，蔬菜水果类，畜禽鱼奶蛋类，大豆和坚果类以及烹调用油盐五类。多种食物组成的膳食才能满足人体对各种营养素的需求。建议平均每天摄入 12 种以上食物，每周摄入 25 种以上。通过同类食物互换、小份备餐以及荤素搭配、粗细搭配、蔬菜深浅搭配，实现食物多样化。

谷薯类食物是我国居民传统膳食的主体，是膳食能量的主要来源。成年人每天应摄入 200~300 克谷薯类食物。要注意粗细搭配，建议每天吃 50~150 克全谷物和杂豆类，50~100 克薯类。

蔬菜水果是维生素、矿物质、膳食纤维的重要来源。建议成年人每天吃蔬菜 300~500 克，深色蔬菜应占 1/2，水果 200~350 克。做到餐餐有蔬菜，天天有水果。蔬菜和水果不能相互替换，果汁不能代替水果。

鱼、禽、肉、蛋等动物性食物富含优质蛋白质、脂肪、脂溶性维生素和矿物质等，应适量摄入。建议成年人平均每天摄入 120~200 克的动物性食物。可按周进行总量控制，相当于每周吃鱼 2 次或 300~500 克，蛋类 300~350 克，畜禽肉 300~500 克。少吃肥肉、烟熏和腌制肉制品、深加工的肉制品，吃鸡蛋不弃蛋黄。

偏食、挑食会导致某些营养素摄入不足，容易引起营养不良，甚至导致疾病。日常生活中要做到膳食平衡，食物多样，三餐规律，饮食有度。早餐提供的能量应占全天总能量的 25%~30%，午餐占 30%~40%，晚餐占 30%~35%。

27. 膳食要清淡，要少盐、少油、少糖，食用合格碘盐。

为促进居民养成健康生活方式，进一步提高国民素质，2017 年，国家卫生计生委启动第二阶段全民健康生活方式行动，主题为"三减三健　迈向健康"，"三减"指减盐、减油、减糖，"三健"指健康口腔、健康体重、健康骨骼。

长期盐摄入过多会增加患高血压、脑卒中、胃癌等疾病的风险，建议成人每天盐摄入量不超过 5 克（包括酱油、酱、蚝油、味精等调味品和食物本身所含的盐量）。1 岁以下婴儿膳食中不用额外添加盐。注意隐形盐（钠），减少腌菜、酱菜、腐乳、咸蛋、酱肉等高盐食品的摄入。购买食品时，阅读营养标签，少选高盐（钠）食品。

油是人体必需脂肪酸和维生素 E 的重要来源，有助于食物中脂溶性维生素的吸收利用，但摄入过多会导致肥胖，增加糖尿病、高血压、血脂异常、动脉粥样硬化和冠心病等慢性病的发病风险，建议成年人每天烹调油摄入量 25~30 克。少吃油炸食品和含有反式脂肪酸的食品。多种植物油交替使用。烹调方式建议多用蒸、煮、炒，少用煎、炸。

添加糖摄入过多会增加患龋齿、超重肥胖的风险，建议成年人每天添加糖摄入量最好控制在 25 克以下。添加糖主要来自加工食品，应不喝或少喝含糖饮料，少吃糕点、糖果等；减少烹调用糖。

人体碘摄入量不足可引起碘缺乏病。成人缺碘可能会导致甲状腺功能减退；儿童缺碘会影响智力发育，严重缺碘会造成生长发育不良、身材矮小、痴呆等；孕妇缺碘会影响胎儿大脑发育，还会引起早产、流产、胎儿畸形。我国除高碘地区外，所有地区都推荐食用碘盐，预防碘缺乏病。甲状腺功能亢进、甲状腺炎等患者应遵医嘱。

28. 提倡每天食用奶类、大豆类及其制品，适量食用坚果。

奶类是一种营养成分齐全、组成比例适宜、易消化吸收、营养价值高的天然食品，富含优质蛋白质、钙、镁、钾、锌、硒以及维生素 B_2 等营养素。奶类中蛋白质所含的必需氨基酸比例符合人体需要，其中的磷酸钙易于消化吸收，是膳食钙质的良好来源。此外，奶类中的乳铁蛋白、免疫球蛋白等活性物质，具有改善肠道健康、增强机体免疫力等功效。建议每天饮奶 300 克或相当量的奶制品。高血脂和超重肥胖者宜选择低脂奶、脱脂奶及其制品。乳糖不耐受人群可选择酸奶、奶酪或其他低乳糖产品，也可少量多次尝试，并注意不要空腹饮奶。

大豆含丰富的优质蛋白质、不饱和脂肪酸、钙、钾、维生素 E 和膳食纤维等营养素，且含有磷脂、大豆异黄酮、植物固醇等多种益于健康的成分。适当多吃大豆及其制品可以增加优质蛋白质的摄入量，也可防止过多消费肉类带来的不利影响，可降低绝经后女性骨质疏松、乳腺癌等发病风险。建议每天摄入 15~25 克大豆或相当量的豆制品。

坚果含有较多的不饱和脂肪酸、维生素 E 等营养素，但属于高能量食物，适量摄入有助于降低血脂水平，推荐平均每天 10 克左右，首选原味坚果。

29. 生、熟食品要分开存放和加工，生吃蔬菜水果要洗净，不吃变质、超过保质期的食品。

生食品是指制作食品的原料，如鱼、肉、蛋、禽、菜、粮等。熟食品是指经过烹饪加工后能直接食用的食品，如熟肉、火腿肠、馒头、米饭等。在食品加工、贮存过程中，生、熟食品要分开。切过生食品的刀不能再直接切熟食品，盛放过生食品的容器不能再直接盛放熟食品，避免生、熟食品直接或间接接触。冰箱保存食物时，也要注意生熟分开，熟食品要加盖储存。

不生吃或半生吃肉类、蛋类和水产品。四季豆、黄花菜等蔬菜要烧熟煮透后再吃，避免引起中毒。剩菜剩饭及从冰箱里取出的食物要彻底加热后再食用。生的蔬菜、水果可能沾染致病菌、寄生虫卵、有毒有害化学物质，生吃蔬菜水果要洗净。碗筷盘勺等餐具应定期煮沸消毒。

任何食品都有储藏期限，储存时间过长或者储存不当都会引起食物变质，食物在冰箱里放久了也会变质，变质食品不能再食用。畜肉、禽肉、海产品等在放入冷冻层之前最好先分成小份，独立包装，方便取用，避免反复冻融加速腐败变质，或造成营养素破坏和丢失。

要在正规的超市和农贸市场选购新鲜和有益健康的食物和原料，学会阅读食品标签，不购买标识不全的食品。不吃过期食物。不采摘、不食用野生蘑菇，谨慎采食野菜。

30. 珍惜食物不浪费，提倡公筷分餐讲卫生。

食物资源宝贵，人人都应珍惜食物，杜绝浪费。每个家庭都应按需采购、储备食物，按需备餐，保证食物新鲜又避免浪费。在外用餐做到适量点餐，剩餐打包；自助餐可少量多次取用，人人践行光盘行动。

不论在家还是在外就餐，建议使用公筷公勺或分餐，既可保证饮食安全，预防传染病，还有利于控制进餐量，实现合理膳食。

31. 注意饮水卫生，每天足量饮水，不喝或少喝含糖饮料。

即便看起来干净的水，也可能含有对人体有害的物质，不经处理直接饮用可能会对身体造成损害，应饮用卫生安全的生活饮用水。

足量饮水是机体健康的基本保障。在温和气候条件下，低身体活动水平的成年男性每日饮水量为 1 700 毫升，女性为 1 500 毫升，从事高温或重体力活动者，应适当增加饮水量。要主动饮水，不要等口渴了再喝水。饮水最好选择白水或茶水，不喝或少喝含糖饮料，不用饮料代替白水。不宜大量饮用浓茶和咖啡，12 岁及以下儿童不建议饮用含咖啡因的饮品。

32. 科学健身，贵在坚持。健康成年人每周应进行 150~300 分钟中等强度或 75~150 分钟高强度有氧运动，每周应进行 2~3 次抗阻训练。

身体活动是指由于骨骼肌收缩产生的机体能量消耗增加的活动，包括职业活动、交通出行活动、家务活动、业余活动，其对健康的影响取决于活动的方式、强度、时间和频度。

进行身体活动时，心跳、呼吸加快，循环血量增加，代谢和产热加速，这些反应是产生健康效益的生理基础。适量身体活动有益健康，动则有益，贵在坚持。

有氧运动是指躯干、四肢等大肌肉群参与为主的、有节律、时间较长、能够维持在一个稳定状态的身体活动，如步行、长跑、骑车、游泳等。建议健康成年人每周应进行150~300分钟中等强度或75~150分钟高强度有氧运动。

抗阻运动是指肌肉为了对抗阻力所进行的主动运动，能够刺激肌肉生长、增强肌肉力量、提升肌肉耐力。抗阻运动的阻力可来自他人、自身或健身器械，常见的运动形式有俯卧撑、平板支撑、哑铃交替弯举、弹力带站姿划船等。不同个体、不同身体部位的肌肉力量差异较大，可根据个人运动素质和技能确定阻力负荷和活动组次数，循序渐进。建议健康成年人每周进行2~3次抗阻训练。

运动强度可通过心率来估算。最大心率（次/分）=220-年龄（岁），运动时心率达到最大心率的55%~80%，身体活动水平则达到了中等强度；

运动时心率达到最大心率的 85% 及以上，身体活动水平则达到了高强度。

65 岁以上老年人、慢性疾病患者应根据自身健康状况，选择适宜的身体活动。身体活动前应咨询医生，并在专业人员指导下进行。慢性病患者通过适量运动可以延缓病情进展、减少并发症、延长生存时间、提高生存质量。

为了确保运动的安全性和有效性，老年人和/或慢性病患者运动前需要进行必要的健康检查和风险评估，明确运动的适应证和禁忌证，确保运动环节的完整性，强化运动前的准备活动和运动后的整理拉伸。运动中，注意观察身体状况，根据身体情况适时调整运动强度和运动量。增加运动量应循序渐进，运动中发生持续的不适症状，应停止活动，必要时及时就医。

33. 不吸烟（含电子烟），吸烟和二手烟暴露会导致多种疾病。电子烟含有多种有害物质，会对健康产生危害。

我国吸烟人数超过 3 亿，约有 7.4 亿不吸烟者遭受二手烟暴露的危害。每年死于吸烟相关疾病的人数超过 100 万。吸烟和二手烟暴露导致的多种慢性疾病给整个社会带来了沉重的负担。

烟草烟雾中至少含有 70 种致癌物。吸烟及二手烟暴露均严重危害健康，即使吸入少量烟草烟雾也会对人体造成危害。

吸烟可导致多种恶性肿瘤、冠心病、脑卒中、慢阻肺、糖尿病、白内障、勃起功能障碍、骨质疏松等疾病。现在吸烟者中将来会有一半人因吸烟而提早死亡。二手烟暴露可导致冠心病、肺癌、脑卒中和慢阻肺等疾病。烟草烟雾中的有害物质可以通过胎盘进入胎儿体内，影响胎儿发育。孕妇暴露于二手烟可导致婴儿出生体重降低、唇腭裂等出生缺陷、早产、流产以及婴儿猝死综合征等危害。儿童暴露于二手烟可增加发生支气管哮喘、急性中耳炎、呼吸道疾病等发病风险。

不存在无害的烟草制品，只要吸烟即有害健康。相比于普通卷烟，吸"低焦油卷烟"并不会降低吸烟带来的危害。这主要是因为吸烟者在吸"低焦油卷烟"的过程中存在"吸烟补偿行为"，包括用手指和嘴唇堵住滤嘴上的透气孔、加大吸入烟草烟雾量和增加吸卷烟支数等。"吸烟补偿行为"使吸烟者吸入的焦油和尼古丁等有害成分并未减少。"中草药卷烟"与普通卷烟一样会对健康造成危害。

电子烟是一种模仿卷烟的电子产品，主要由烟油、加热系统、电源和过滤嘴四部分组成。烟油中含有尼古丁、香精、丙二醇等化学物质。使用电子烟会增加心血管疾病和肺部疾病的发病风险，影响胎儿发育。大多数电子烟使用者同时使用卷烟或其他烟草制品，两种或多种产品导致的健康危害可能会产生叠加。电子烟会对青少年的身心健康和成长造成不良后果，同时会诱导青少年使用卷烟。

34. 烟草依赖是一种慢性成瘾性疾病。戒烟越早越好。任何年龄戒烟均可获益，戒烟时可寻求专业戒烟服务。

烟草制品中的尼古丁可导致烟草依赖（又称尼古丁依赖），烟草依赖是一种慢性成瘾性疾病，且具有高复发的特点。

戒烟可以显著降低吸烟者肺癌、冠心病、慢阻肺等多种疾病的发病和死亡风险，并可延缓疾病的进展和改善预后。减少吸烟量并不能降低其发病和死亡风险。吸烟者应积极戒烟，戒烟越早越好，任何年龄戒烟均可获益。只要有戒烟的意愿并掌握一定的戒烟技巧，都能做到彻底戒烟。2012年卫生部发布的《中国吸烟危害健康报告》指出，戒烟10年后，戒烟者肺癌发病风险降至持续吸烟者的30%~50%；戒烟1年后，戒烟者发生冠心病的风险大约降低50%；戒烟15年后，戒烟者发生冠心病的风险将降至与从不吸烟者相同的水平。

吸烟者在戒烟过程中可能出现不适症状，可寻求专业戒烟服务，包括医疗卫生机构的戒烟门诊、专业移动戒烟资源、戒烟热线等，有条件的地区可在社区寻求戒烟帮助。

35. 少饮酒，不酗酒。

酒的主要成分是乙醇（酒精）和水，几乎不含有营养成分。酒精对身体的大部分器官和系统都产生危害，有引发成瘾、依赖的特性。1克酒精可提供7千卡的热量，产热能力仅次于脂肪。经常过量饮酒，会使食欲下降，食物摄入量减少，从而导致多种营养素缺乏、急慢性酒精中毒、酒精性脂肪肝等，严重时会造成酒精性肝硬化。过量饮酒还会增加患高血压、脑卒中（中风）、精神障碍等疾病的风险，并可导致交通事故及暴力事件的增加，危害个人健康和社会安全。

不建议饮酒。成年人若饮酒，应限量，不劝酒，不酗酒。成年人一天饮用酒精量建议不超过 15 克，相当于啤酒 450 毫升、葡萄酒 150 毫升、低度白酒 50 毫升，高度白酒 30 毫升。儿童青少年、孕妇、乳母、慢性病患者不应饮酒，驾车、操纵机器等特定职业人群禁止饮酒。

如果出现无法克制的对酒的渴望，不喝酒就会感到身体、心理上不舒服，甚至出现幻觉、妄想等精神症状，这是酒精依赖症的表现，需要到综合医院的精神科或精神专科医院就诊。

36. 重视和维护心理健康，遇到心理问题时应主动寻求帮助。

每个人一生中都会遇到各种心理健康问题，包括在遭受应激或挫折（危机事件）时产生的心理危机，要重视和维护心理健康。

心理健康问题能够通过调节自身情绪和行为、寻求情感交流和心理援助等方法解决。采取乐观、开朗、豁达的生活态度，把目标定在自己能力所及的范围内，调适对社会和他人的期望值，建立良好的人际关系，培养健康的生活习惯和兴趣爱好，积极参加社会活动等，均有助于保持和促进心理健康。

积极参加体育运动是维护心理健康的重要途径，运动可以增强正确面对挫折和困难的能力。通过运动可以使负面情绪得以合理地宣泄、释放，尤其是中等强度有氧运动在培养良好心理品质和加强心理韧性等方面均具有显著作用。

重视和关注儿童青少年心理健康，开展生命教育，加强心理咨询指导，培养儿童青少年珍爱生命意识和情绪管理与心理调适能力。需要心理咨询时可通过拨打当地 12345、12355、12320 等热线电话寻求帮助。

如果怀疑有明显的心理行为问题或精神疾病，要及早去精神专科医院或综合医院的心理科或精神科咨询、治疗。

精神疾病可防可治，不要觉得难为情或耻辱。家人的陪伴和监护对于精神疾病患者的康复非常重要。一旦被确诊患有精神疾病，应尽快让患者接受正规治疗，监督患者遵照医嘱全程、不间断、按时按量服药。严格执行治疗方案，积极向医生反馈治疗情况。精神疾病的治疗效果与疾病类型、疾病严重程度有关。通过规范治疗，多数患者病情可以得到有效控制，达到临床痊愈。

37. 每个人都可能出现焦虑和抑郁情绪，正确认识焦虑症和抑郁症。

情绪是人类对于各种认知对象的一种内心感受或态度，是人们对工作、学习、生活环境以及他人行为的一种情感体验。情绪分为积极情绪和消极情绪。积极情绪又称正面情绪，主要表现为爱、愉悦、满足、自豪等，使人感到有信心、有希望、充满活力。消极情绪又称负面情绪，主要表现为忧愁、悲伤、痛苦、恐惧、紧张、焦虑等，过度的消极情绪会对人的身心健康造成不良影响，严重时可能发展为焦虑症和抑郁症等。

焦虑是人体处于不确定情境时的一种正常情绪反应，是与生俱来的生存本能，具有适应性和效能性，即适度的焦虑能提高效率。抑郁是一种短暂的、遇到具体事件后的不愉快、烦闷体验，包括悲伤、苦恼、沮丧。

焦虑和抑郁是正常的情绪反应，每个人一生中都会遇到。一过性的或短期的焦虑情绪和抑郁情绪，可通过自我调适或心理咨询予以缓解和消除，不用过分担心。

焦虑症和抑郁症是两种常见的精神障碍。突然或经常莫名其妙地感到紧张、害怕、恐惧，常伴有明显的心慌、出汗、头晕、口干、呼吸急促等躯体症状，严重时有濒死感、失控感，如频繁发生，就有可能患了焦虑症。出现心情压抑、愉悦感缺乏、兴趣丧失，伴有精力下降、食欲下降、睡眠障碍、自我评价下降、对未来感到悲观失望等表现，甚至有自伤、自杀的念头或行为，持续存在2周以上，就有可能患了抑郁症。如果怀疑自己患有焦虑症或抑郁症，不要觉得难为情或耻辱，要主动就医，到综合医院的精神科或精神专科医院就诊，规范治疗。

38. 通过亲子交流、玩耍促进儿童早期发展。发现心理行为发育问题应及时就医。

0~3岁为婴幼儿期。在全生命周期中，0~3岁是大脑细胞、神经元联系形成的最旺盛时期，儿童的大脑、神经系统、运动系统对外部环境的影响极为敏感，可塑性很强。在这一时期，对婴幼儿进行科学养育，能帮助儿童发挥最大潜能，促进儿童在生理、心理和社会适应能力等方面得到全面发展。

2018年，联合国儿童基金会、世界卫生组织发布了《养育照护框架——促进儿童早期发展》，提出促进0~3岁婴幼儿早期发展的5大要素，包括良好的健康、充足的营养、回应性照护、早期学习机会和安全保障。其中，回应性照护包括观察并回应婴幼儿的动作、声音、手势和口头请求，与儿童一起交流玩耍，这些社交互动能够刺激大脑内部神经联系的形成，帮助婴幼儿更好地认识周围的世界，对人、关系和语言形成认知，促进大运动、精细动作发育。

养育人应重视并掌握亲子交流与玩耍运动的知识与技能，充分利用家庭和社会资源，为儿童提供各种交流玩耍的机会，促进婴幼儿各种能力的协同发展。

国家基本公共卫生服务项目免费提供0~6岁儿童健康管理服务，家长应按时带孩子接受相应服务，发现儿童心理行为发育问题应及时就医。

39. 劳逸结合，起居有常，保证充足睡眠。

任何生命活动都有其内在节律性。生活规律对健康十分重要，工作、学习、娱乐、休息、睡眠都要按作息规律进行。要注意劳逸结合，培养有益于健康的生活情趣和爱好。顺应四时，起居有常。睡眠时长存在个体差异，成年人一般每天需要7~8小时睡眠，高中生8小时，初中生9小时，小学生应达到10小时。

保证充足睡眠，需要建立规律的睡眠习惯，营造舒适的睡眠环境，睡前避免刺激性活动，睡前不宜进行剧烈运动。建议23点前上床休息，尽量避免晚上不睡早晨不起、平时熬夜周末补觉等不良作息。

长期睡眠不足有害健康，会出现反应迟钝、注意力、记忆力等认知功能下降；会导致情绪不稳，易烦躁、焦虑等，甚至诱发抑郁症、焦虑症等心理疾病；会降低机体免疫力，易衰老，增加患糖尿病、肥胖、高血压、心血管疾病的风险。如出现持续性睡眠障碍，应及时就医。

40. 讲究个人卫生，养成良好的卫生习惯，科学使用消毒产品，积极预防传染病。

不良卫生习惯可导致呼吸道传染病、消化道传染病等多种疾病传播，如呼吸道传染病可通过近距离接触患者或无症状感染者的飞沫传播，也可通过手接触被病原体污染的物体表面再触摸口、眼、鼻传播。日常生活中要养成良好卫生习惯，做好自我防护，既是预防传染病的有效措施，也是个人修养和社会文明进步的体现。

做好手卫生。特别是要做到接触食物前要洗手，饭前便后要洗手，外出回家后先洗手等。洗手时，使用流动水和肥皂或洗手液，每次揉搓 20 秒以上，确保手心、手指、手背、指缝、指甲缝、手腕等处均被清洗干净。不方便洗手时，可以使用免洗手消毒剂进行手部清洁。

"常"洗澡、"勤"换衣。根据季节、天气、日常活动等情况，合理安排洗澡和换洗衣服的频次，保持身体清洁。洗头、洗澡、擦手和擦脸的毛巾应保持干净，做到一人一盆一巾。不与他人共用毛巾、浴巾和洗漱用具。

开窗通风。开窗通风可有效改善室内空气质量，减少室内致病微生物和其他污染物的含量，降低室内二氧化碳和有害气体的浓度。此外，阳光中的紫外线能杀死多种致病微生物。条件允许情况下，应每天早、中、晚开窗通风，每次通风时间不少于15分钟。

不随地吐痰，咳嗽或打喷嚏时用纸巾或肘袖遮挡。痰液和飞沫中可能含有多种致病微生物，随地吐痰或无遮掩咳嗽、打喷嚏不仅破坏环境卫生，还容易传播疾病。吐痰时应将痰液用纸包裹，再将其扔进垃圾桶。

保持社交距离。在车站、机场等人员密集的公共场所或在超市、银行等排队时，应与他人保持社交距离，不仅能降低疾病传播的风险，也是文明礼仪的体现。

科学佩戴口罩。根据环境、季节、个人健康状况等科学佩戴口罩。呼吸道传染病高发期间，前往养老机构、托幼机构时，应佩戴口罩；呼吸道传染病患者宜居家休息，非必要不前往公共场所；出现呼吸道感染症状者，前往公共场所或到医疗机构就诊陪护时，均应佩戴口罩。

消毒是切断传染病传播途径的重要方法之一。要科学选择消毒产品，严格遵循产品说明书使用，避免过度消毒。抗（抑）菌制剂不是药品，不具有治疗、护理、保健作用，仅有抗菌或抑菌作用，达不到消毒或治疗效果，不得用于破损皮肤和黏膜，杜绝滥用。

41. 保护口腔健康，早晚刷牙，饭后漱口。

口腔疾病和很多全身性疾病息息相关，保护口腔健康，减少口腔相关疾病的发生。

每天早晚用含氟牙膏刷牙，推荐成年人使用水平颤动拂刷法刷牙，儿童可以使用圆弧法刷牙。如佩戴活动假牙，应在每次饭后取出刷洗干净。餐后、吃零食后、喝饮料后要及时漱口，清除口腔内食物残渣。提倡使用牙线清洁牙间隙。

建议成年人每年进行一次口腔检查。牙齿缺失3个月后，及时进行义齿修复。

口腔清洁从孩子出生开始做起。家长应及时带适龄儿童到医疗机构做窝沟封闭。学龄前儿童每6个月接受一次口腔健康检查，发现口腔问题及时治疗。

不与他人共用牙刷和刷牙杯，牙刷要保持清洁，一般每3个月更换一次，出现刷毛卷曲应立即更换。

42. 科学就医，及时就诊，遵医嘱治疗，理性对待诊疗结果。

科学就医是指合理利用医疗卫生资源，选择适宜、适当的医疗卫生服务，有效防治疾病、维护健康。

生病后要及时就诊，早诊断、早治疗，避免延误治疗的最佳时机，既可以减少疾病危害，还可以节约看病的花费。生病后要选择有"医疗机构许可证"的医疗机构就医。遵从分级诊疗，避免盲目去大医院就诊。就医时携带有效身份证件、既往病历及各项检查资料，如实向医生陈述病情、是否有药物过敏史以及正在服用的药物等，配合医生治疗，遵从医嘱按时按量按疗程用药。按照医生的要求调配饮食、确定活动量、改变不健康的行为生活方式。

不要有病乱求医，不要使用几个方案同时治疗，不要轻信偏方，不要凭一知半解、道听途说自行买药治疗，更不要相信封建迷信。

医学所能解决的健康问题是有限的，公众应当正确理解医学的局限性，理性对待诊疗结果，不要盲目地把疾病引发的不良后果和药品自身存在的不良反应简单归咎于医护人员的责任心和技术水平。如果对诊疗结果有异议，或者认为医护人员有过失，应通过正当渠道或法律手段解决，不得采取扰乱医疗秩序或伤害医护人员的违法行为。

43. 合理用药，能口服不肌注，能肌注不输液，遵医嘱使用抗微生物药物。

合理用药是指安全、有效、经济地使用药物。

用药要遵循能不用就不用，能少用就不多用；能口服不肌注，能肌注不输液的原则。必须注射或输液时，应做到"一人一针一管"。任何药物都可能产生不良反应，用药过程中如有不适要及时咨询医生或药师。

购买药品要到合法的医疗机构和药店，处方药是指凭执业医师和执业助理医师处方方可购买、调配和使用的药品；非处方药是指由国务院药品监督管理部门公布的，不需要凭执业医师和执业助理医师处方，消费者可以自行判断、购买和使用的药品。

非处方药分为甲类非处方药和乙类非处方药，分别标有红色或绿色的"OTC"标识，红底白字者为甲类，绿底白字者为乙类。甲类非处方药可在社会药店和医疗机构药房购买，但须在药师指导下使用；乙类非处方药既可以在社会药店和医疗机构药房购买，也可以在经过批准的普通零售商业企业购买。乙类非处方药安全性更高，无需医师或药师的指导即可购买和使用。

抗微生物药物即抗感染药物，包括抗菌药物，抗病毒药物，抗滴虫、原虫药物，抗支原体、衣原体、立克次体药物，抗寄生虫药物等。只有明确或高度怀疑是细菌感染时才使用抗菌药物。一般针对细菌感染的抗菌药物对病毒引起的上呼吸道感染无效。为有效进行治疗，避免药物滥用和耐药的发生，减少不良反应，必须在医生的指导下规范、合理使用抗微生物药物。

44. 遵医嘱使用麻醉药品和精神药品等易成瘾性药物，预防药物依赖。

成瘾性药物是指不合理使用或滥用后会产生药物依赖的药品或物质，一般包括麻醉药品和精神药品，可用于镇痛、镇静、抗抑郁、抗焦虑、治疗失眠等。常见的成瘾性药物主要有阿片（吗啡）类镇痛和镇静催眠类药物。大量使用含麻醉、精神药品成分的复方制剂（如含有可待因、福尔可定等成分的止咳药）也可导致成瘾性。

遵医嘱使用镇静催眠药和镇痛药等成瘾性药物，可以治疗或缓解病痛。不合理地长期、大量使用可导致药物依赖。药物依赖会损害健康，严重时会改变人的心境、情绪、意识和行为，引起人格改变和各种精神障碍，甚至出现急性中毒乃至死亡。因此，任何人都不要擅自使用镇静催眠药和镇痛药等成瘾性药物。

出现药物依赖症状后，应去综合医院精神科或精神专科医院接受治疗。

45. 拒绝毒品。

毒品是指鸦片、海洛因、甲基苯丙胺（冰毒）、吗啡、大麻、可卡因，以及国家规定管制的其他能够使人形成瘾癖的麻醉药品和精神药品。有些新型毒品隐匿性强，但其成瘾性和危害性与普通毒品相似或更严重。

任何毒品都具有成瘾性，任何人使用毒品都可导致成瘾。毒品成瘾是一种具有高复发性的慢性脑疾病，其特点是对毒品产生一种强烈的心理渴求和强迫性、冲动性、不顾后果的用药行为。

毒品严重危害健康，会诱发人格与行为变化，出现病态心理，甚至产生幻觉妄想，实施自我伤害和伤害他人的行为。严重时，会出现急性中毒甚至死亡。一旦吸毒成瘾，必须进行戒毒治疗。

吸毒危害自己、危害家庭、危害社会、触犯法律。千万不要有好奇心理和侥幸心理，不要高估自己对毒品的抵抗力，永远不要尝试毒品。

远离毒品，珍爱生命，预防是关键。每个人都要学会识别毒品，学会拒绝，远离可能涉毒的不安全社交环境，不结交吸毒、贩毒人员。同时，充实自己，管理情绪，培养健康向上的生活态度。

46. 农村使用卫生厕所，管理好禽畜粪便。

厕所是衡量人类文明进步的重要标志，改善厕所卫生状况直接关系到人民群众的健康和福祉。"开展厕所革命"，普及卫生厕所，提升城乡环境卫生质量，减少传染病的发生。

卫生厕所是指厕屋完整，有墙、有顶、有门、清洁、无臭，粪池无渗漏、无粪便暴露、无蝇蛆，粪污就地处理或适时清出处理，达到无害化卫生要求并可以资源化利用；或通过下水管道进入污水处理系统处理后达到排放要求的厕所，不污染周围环境和水源。

农村常见的卫生厕所类型包括三格式、沼气池式、集中下水道式等水冲厕所，以及双坑交替式等卫生旱厕。

管理好禽畜粪便，经常清扫禽畜粪便，对禽畜粪便进行无害化处理。

47. 戴头盔、系安全带；不超速、不酒驾、不分心驾驶、不疲劳驾驶；儿童使用安全座椅，减少道路交通伤害。

研究结果表明，在道路交通事故中，佩戴安全头盔可有效降低伤亡风险，可使摩托车骑乘者的死亡风险降低 39%，自行车骑乘者头部重伤风险降低 79%。系安全带可使汽车驾乘人员的致命伤害降低 40%~60%。汽车碰撞时，儿童安全座椅可使婴幼儿死亡率降低至少 60%。儿童乘客应使用安全座椅，安全座椅要与儿童的年龄、身高和体重相适应。

驾驶时，速度每增加 1 千米/小时，伤害危险增加 3%，严重或致命伤亡危险增加 5%。酒精、毒品、某些药物会减弱驾驶人员的判断能力和反应能力，即使血液酒精含量或药物浓度较低，也会增加交通事故风险。分心驾驶会导致驾驶员观察能力、应变能力、操控能力降低，开车时打电话发生事故的概率是正常状态下的 2.8 倍，看手机、发短信发生事故的概率是正常状态下的 23 倍。疲劳驾驶显著增加严重交通事故发生风险，驾驶员连续驾驶 2 小时应休息 1 次，保证驾驶时精力充沛、注意力集中。

每个人都应对自己和他人的生命与健康负责，重视道路交通安全，严格遵守交通法规，避免交通伤害的发生。

48. 加强看护和教育，预防儿童溺水，科学救助溺水人员。

溺水是我国儿童因伤害致死的第一位原因，要加强对儿童的看护和监管。游泳应选择管理规范的安全游泳场所，不可在非游泳区水域游泳或戏水。

儿童游泳时，要由有救护能力的成人带领和看护，不要单独下水。儿童进行水上活动时，应为儿童配备合格的漂浮设备，并有专职救生员全程监护。下水前，应认真做准备活动，以免下水后发生肌肉痉挛等问题，不在空腹、过饱、身体不适、剧烈运动后下水。水中活动时，要避免打闹、跳水等危险行为，如有不适应立即呼救。

对于低龄儿童，家长要重点看护，做到不分心、不间断、近距离看护，不能将儿童单独留在卫生间、浴室、开放的水域边，家中的储水容器要及时排空或加盖。

发现有人溺水，应立即呼救。在确保自身安全的前提下开展施救，可借助竹竿、救生圈、漂浮物等进行施救。救上岸后，应先检查溺水者是否有呼吸和心跳，清除其口鼻中的淤泥与杂草。如无呼吸心跳，应立即进行心肺复苏；如有呼吸心跳，让溺水者侧卧，保持呼吸道通畅，注意保暖。任何情况下都不要对溺水者进行控水。

49. 冬季取暖注意通风，谨防一氧化碳中毒。

冬季在密闭、通风不良的室内使用煤炉、煤气炉、液化气炉或木炭取暖时，可引起大量一氧化碳在室内蓄积，造成人员中毒，严重者危及生命。

一氧化碳中毒后，轻者感到头晕、头痛、四肢无力、恶心、呕吐；重者可出现昏迷、体温降低、呼吸短促、皮肤青紫、唇色呈樱桃红色、大小便失禁，抢救不及时会危及生命。

发现有人一氧化碳中毒，应尽快拨打120急救电话呼救。现场应立即打开门窗，有条件时把中毒者转移到室外通风处，保持呼吸道通畅，注意保暖；如中毒者无意识但呼吸正常，将其翻转为侧卧位，防止呕吐物误吸，随时观察生命体征；如中毒者无意识、无呼吸，立即进行心肺复苏。

日常生活中要谨防一氧化碳中毒。使用炉灶或木炭取暖时，要安装风斗或烟筒，定期清理烟筒，保持烟道通畅。使用液化气和煤气时，要经常查看管道和阀门是否有泄漏，如有泄漏应及时请专业人员维修。在液化气和煤气灶上烧水、做饭时，要防止水溢后熄火，导致气体泄漏。如发生泄漏，应立即关闭阀门，打开门窗，使室内空气流通，降低液化气和煤气的浓度。严禁在现场拨打电话、点火或开启照明设施。

50. 主动接受婚前和孕前保健，适龄生育，孕期遵医嘱规范接受产前检查和妊娠风险筛查评估，住院分娩。

到正规医疗机构接受婚前、孕前咨询和医学检查，可以帮助准备结婚或怀孕的男女双方了解自身的健康状况，发现可能影响婚育的有关疾病和健康问题，接受针对性的评估和指导，提高婚姻质量和促进安全孕育。

提倡适龄生育，科学备孕，保持适宜生育间隔。女性最佳生育年龄为 24~29 岁，男性最佳生育年龄为 25~35 岁。女性生育年龄 ≤18 岁或 ≥35 岁均属于高危妊娠。高危妊娠会增加妊娠期高血压、糖尿病以及胚胎停育、流产、胎儿出生缺陷等不良妊娠结局的发生风险。两次妊娠之间间隔太短或太长都不利于母婴健康，推荐生育间隔为 2~5 年。

孕妇应定期接受孕期检查，尽早建立《母子健康手册》，接受妊娠风险筛查评估，整个孕期至少接受 5 次孕期检查。首次孕期检查最晚不应超过怀孕 12 周，有异常情况者应适当增加检查次数。定期产前检查能够动态监测胎儿发育情况，及时发现妊娠并发症或合并症。

孕妇要到有助产技术服务资格的医疗保健机构住院分娩，提倡自然分娩。高危孕妇应提前住院待产，最大限度地保障母婴安全。

51. 孩子出生后应尽早开始母乳喂养，满 6 个月时合理添加辅食。

母乳是婴儿最理想的天然食品，含有婴儿所需的几乎全部营养素以及免疫活性物质，有助于婴儿生长发育，降低感染性疾病和成年后慢性病的发病风险。母乳喂养不仅能增进母子间的情感，促进婴儿神经和心理健康，还能促进母亲产后体重恢复，降低母亲乳腺癌、卵巢癌和 2 型糖尿病的发病风险。

为了母乳喂养成功，孩子出生后 1 小时内就应开始哺乳。纯母乳喂养可满足 6 个月内婴儿所需全部液体、能量和营养素，6 月龄内应纯母乳喂养，不需要添加任何辅食和液体。母乳喂养可以持续至 2 岁或 2 岁以上。

婴儿满 6 月龄起，在继续母乳喂养的同时，必须添加辅食。添加辅食的原则是由一种到多种，由少到多，由稀到稠，由软到硬，由细到粗。首先从富含铁的肉泥、肝泥，强化铁的谷粉开始，逐渐增加食物种类，达到食物多样化，1 岁内适时引入各种食物。开始添加的辅食形态应为泥糊状，逐步过渡到半固体或固体食物。辅食从少量开始，逐渐增加辅食频次和进食量。提倡回应式喂养，鼓励但不强迫进食。

52. 青少年要培养健康的行为生活方式，每天应坚持户外运动 2 小时以上，应较好掌握 1 项以上的运动技能，预防近视、超重与肥胖，避免网络成瘾和过早性行为。

青少年时期是行为生活方式养成的关键时期，学校要密切关注学生的思想动态和心理变化，提供必要的心理咨询和帮助；家长要了解青少年身心发育特点，正确引导青少年形成健康的生活方式，做自己健康的第一责任人。

青少年处于儿童向成人过渡的阶段，生理和心理发生着巨大变化。体格生长迅速，内脏器官功能逐步完善，第二性征更加明显，男孩出现遗精、女孩出现月经，到青春期晚期已具备生殖功能。处于过渡期的青少年，自我意识逐渐增强，渴望独立，人生观、价值观逐渐形成，性意识觉醒和发展，但生理和心理尚未完全成熟，需要关注和正确引导。

青少年应该培养健康的行为生活方式。要有充足睡眠，保证精力充沛；保持平衡膳食，加强户外活动，预防超重和肥胖；培养良好的用眼习惯，避免长时间看书、看电视和电子屏、玩电子游戏，保护视力，预防近视，避免网络成瘾；远离烟草和酒精，拒绝毒品。

预防近视，近距离用眼要记住三个"20"，即近距离读写或视屏 20 分钟，要看 6 米以上（20 英尺）远距离目标至少 20 秒。读写姿势注意三个"1"，即前胸与桌子距离 1 拳，眼睛与书本距离 1 尺，握笔手指与笔尖距离 1 寸。每天进行 2 小时及以上自然阳光下的户外活动，上下午做眼保健操各 1 次。每年进行眼健康视力筛查。视力下降或视觉异常时，应及时就医。

青少年处于身心发展的特殊时期，容易出现一些心理行为问题，严重者会发展为心理疾病。青少年要学会以乐观积极的心态对待困难。出现心理问题，要及时向亲人、朋友、老师寻求帮助，也可向心理咨询与治疗专业机构寻求帮助。合理、安全使用网络，提高对互联网信息的辨别力，抵制网络成瘾。

青少年要掌握正确的生殖与性健康知识，了解青春期第二性征的发育，客观理智地认识自我和他人，树立正确恋爱观，避免过早发生性行为和不安全性行为。拒绝性骚扰、性诱惑和性暴力。不安全性行为是指在性交过程中接触到对方的阴道分泌物、精液等体液并可能发生体液交换的行为，不安全性行为会增加感染艾滋病、性病、乙肝等传染病的风险。

三、基本技能

　　53. 关注健康信息，能够正确获取、理解、甄别、应用健康信息。

　　日常生活中，要有意识地关注和学习健康知识。遇到健康问题时，能够积极主动地利用现有资源获取想要了解的信息。优先选择从政府、卫生健康行政部门、卫生健康专业机构、官方媒体等正规途径获取健康信息。对于各种途径传播的健康信息能够判断其科学性和权威性，不轻信、不盲从。

能够正确理解健康信息，并对健康信息的科学性进行评估，能够将健康信息自觉应用于日常生活，维护和促进自身及家人健康。

54. 会阅读食品标签，合理选择预包装食品。

食品标签是书写、印制或附加在食品外包装上的标牌及其他说明物。食品标签上标有配料（表）、净含量、适用人群和食用方法、营养成分表、营养声称、营养成分功能声称等表现食品营养特征的信息。

配料（表）是了解食品的主要原料、鉴别食品组成的最重要途径，按照"用料量递减"原则，依序列出食品原料、辅料等名称及含量。

营养成分表是标示食品中能量和营养成分的名称、含量及其占营养素参考值（NRV）百分比的规范性表格，说明每 100g（或每 100ml）食品提供的能量以及蛋白质、脂肪、饱和脂肪、碳水化合物、糖、钠等营养成分的含量值及其占营养素参考值（NRV）的百分比。其中能量及蛋白质、脂肪、碳水化合物、钠四种核心营养素是强制标示的内容。

营养声称是对食物营养特性的描述和声明，包括含量声称和比较声称。如果食品中某营养素达到了一定限制性条件，预包装食品作出某营养素来源或含有、高或富含、低含量、无或不含的含量声称，如高钙、低脂、无糖等；或者与同类食品相比的优势特点，比如增加了膳食纤维，或减少了盐用量等。

购买预包装食品时，通过阅读食品标签和营养成分表，了解各种食物原料组成、能量和核心营养成分及含量水平，选择健康食品，慎选高盐、高油、高糖食品。

55. 会识别常见危险标识，远离危险环境。

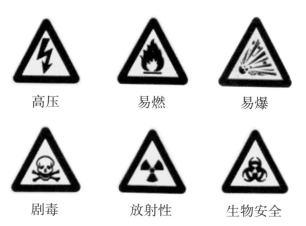

高压　　　　　　易燃　　　　　　易爆

剧毒　　　　　　放射性　　　　生物安全

危险标识由安全色、几何图形和图形符号构成，用以表达特定的危险信息，提示人们周围环境中有相关危险因素存在。常见的危险标识包括高压、易燃、易爆、剧毒、放射性、生物安全等。

危险标识只起提醒和警告作用，其本身不能消除任何危险，也不能取代预防事故的相应设施。识别常见危险标识，远离危险，保护自身安全。

56. 科学管理家庭常用药物，会阅读药品标签和说明书。

合理储备、存放医用急救物品和常用药物。家中常备的医用急救物品包括碘伏、75%医用酒精、创可贴、医用纱布、敷料、绷带、三角巾、绷带剪、一次性医用手套、医用口罩等。家中常备的基本药物包括感冒药、退烧药、外用跌打损伤药、止泻药以及根据家庭成员健康情况应储备的药品，处方药必须遵医嘱使用。急救物品和基本药物要定期清理，过期更换，及时补充。

药品包装应当按照规定印有或者贴有标签并附有说明书。标签或者说明书应当注明药品的通用名称、成分、规格、上市许可持有人及其地址、生产企业及其地址、批准文号、产品批号、生产日期、有效期、适应证或者功能主治、用法、用量、禁忌、不良反应和注意事项。标签、说明书中的文字应当清晰，生产日期、有效期等事项应当显著标注，容易辨识。麻醉药品、精神药品、医疗用毒性药品、放射性药品、外用药品和非处方药的标签、说明书，应当印有规定的标志。用药前需要仔细阅读药品标签和说明书。

药品说明书是载明药品重要信息的法定文件，是选用药品的指南。用药前要仔细阅读说明书，首先看药品批准文号，可以通过国家药品监督管理局的网站（www.nmpa.gov.cn）查询真假，没有批准文号的坚决不能购买；其次了解药物服用时的注意事项、服用剂量、频率和时间；需要同时使用多种药品时，应仔细阅读使用方法或询问医生、药师。严格遵守医嘱，不擅自停药、换药；使用药物期间应避免饮酒，防止酒精与药物发生相互作用。某些药物可能引起困倦、嗜睡和眩晕等反应，驾车或高空作业时应避免使用。

药品应保存在原始包装中，不要将瓶外标签撕掉。最好上锁保存，谨防儿童及限制行为能力和无行为能力者接触。一旦误服误用，及时携带药品及包装就医。

药品按说明书要求妥善存放，防止变质或失效，每隔 3 个月左右查看药品是否过期或变质；过期和变质药品不能随意丢弃，按照有害垃圾处理。

57. 会测量脉搏、体重、体温和血压。

家庭常备体重秤、体温计、血压计等健康自测设备，并掌握正确使用方法。

脉搏测量方法：将示指、中指和无名指指腹平放于手腕桡动脉搏动处，计 1 分钟搏动次数。正常成年人安静状态下脉搏为 60~100 次/分。也可利用可穿戴设备（如运动手环等）来测量。

体重测量方法：清晨空腹测量，脱去鞋子和厚衣物，将体重秤置于水平地面，双脚自然分开站立于体重秤上，双臂自然下垂，头部正对前方，保持身体重心平衡，读取体重秤上的数值。

使用玻璃体温计测量腋下体温方法：先将体温

计度数甩到 35℃以下，再将体温计水银端放在腋下最顶端后夹紧，5~10 分钟后取出读数。正确读数方法：用手拿住体温计的玻璃端，即远离水银柱的一端，使眼睛与体温计保持同一水平，然后慢慢转动体温计，从正面看到很粗的水银柱对应的数值即为体温的读数。读数时注意不要用手碰体温计的水银端，否则会影响水银柱读数而造成测量不准。使用电子体温计按说明书操作。

家庭自测血压方法：推荐使用认证合格的上臂式电子血压计。测量前安静休息至少 5 分钟。测量时坐在有靠背的椅子上，双脚平放于地面（禁止交叉），不说话。肘部与心脏处于同一水平上，袖带下缘应在肘窝上 2.5 厘米（约两横指）处。袖带松紧合适，可插入 1~2 根手指为宜。电子血压计显示屏上的数值稳定后读取数值，一般情况下，最上面的数值是收缩压，中间的数值是舒张压，最下面的数值为脉搏。连续测量 2 次，两次测量时间间隔1~2 分钟，做好记录，取两次读数的平均值作为血压值。

58. 需要紧急医疗救助时，会拨打 120 急救电话。

120 急救电话是为抢救急危重症患者开设的医疗卫生专用紧急救援电话，24 小时有专人接听。工作人员接到呼救电话后，可立即派出救护车和急救人员前去施救，是救助急危重症患者最方便、最快捷的医疗救援方法。

在家中、公共场所、野外等，只要发生以下情况，应立即拨打 120 急救电话呼救：突发疾病类，如患者出现昏迷、胸痛、呼吸困难、抽搐等急危重症的表现；伤害类，如因车祸、生活意外或刑事案件等原因导致身体严重受伤；突发事件类，如发生火灾、溺水、触电、中毒、踩踏伤等；其他各种突发因素导致生命健康出现重大问题，需要医疗帮助时。

拨打 120 急救电话求助，电话接通后，要准确报告患者所在的详细地址、主要病情，以便救护人员做好救治准备；同时，报告呼救者的姓名及电话号码。必要时，呼救者可通过电话接受医生指导，为患者进行紧急救治。通话结束后，应保持电话畅通，方便救护人员与呼救者联系。在保证有人看护患者的情况下，最好安排人员在住宅门口、交叉路口、显著地标处等候，引导救护人员尽快赶到现场，争取抢救时间。

120 急救电话是宝贵的医疗急救资源，是为抢救急危重症患者生命开设的一条绿色救助通道。合理利用急救资源，非必要请不要拨打 120 急救电话，尽可能协助保持 120 畅通，把有限的急救资源留给急危重症患者。

59. 妥善存放和正确使用农药，谨防儿童接触。

杀虫剂、杀菌剂、除草剂、灭鼠剂、杀蟑饵剂等农药可经口、鼻、皮肤等多种途径进入人体，可能使人中毒。应当妥善保管，谨防儿童接触或误食。

保管易挥发的农药时，一定要把瓶盖拧紧。有毒物品不能与粮油、蔬菜等堆放在一起，不能存放在既往装食物或饮料的容器中，以免发生误服中毒。已失效的农药和杀虫剂不可乱丢乱放，防止误服或污染食物、水源。

施用农药时，要严格按照说明书进行操作，做好个人防护。严禁对收获期的粮食、蔬菜、水果施用农药。严防农药污染水源。

发现农药中毒者，应立即拨打120急救电话呼救。经消化道中毒者，如果中毒者清醒，不建议常规催吐。经皮肤中毒者，要立即冲洗污染处皮肤。经呼吸道中毒者，要尽快脱离引起中毒的环境。

60. 遇到呼吸、心搏骤停的伤病员，会进行心肺复苏，学习使用自动体外除颤器（AED）。

对于呼吸、心搏骤停的伤病员，最佳抢救时间窗口是4分钟。如能在现场给予及时的徒手心肺复苏配合AED的使用，可大大提高抢救成功率。

心肺复苏包括三个步骤，依次是胸外按压、开放气道和人工呼吸。进行胸外按压时，施救者将一只手掌根放在患者胸部正中、两乳头连线水平（即胸骨下半部），双手掌根重叠，十指相扣，掌心翘起，双上肢伸直，上半身前倾，以髋关节为支点，用上半身的力量垂直向下按压30次。按压深度成人为5~6厘米，儿童约5厘米（或1/3胸径厚度），婴儿约 4 厘米（或 1/3 胸径厚度），按压频率 100~120 次/分，保证每次按压后胸廓完全回复原状；用仰头举颏法打开气道；口对口人工呼吸（婴儿口对口鼻）2 次，每次约 1 秒，吹气时应见胸廓隆起。30 次胸外按压和 2 次人工呼吸为 1 个循环，每 5 个循环评估一次患者呼吸和脉搏。如恢复自主呼吸和心跳，将其翻转为侧卧位，密切观察生命体征；如未恢复，继续实施心肺复苏，直到患者恢复自主呼吸和心跳，或专业急救人员到达现场。

大型公共场所和高风险家庭都需配备 AED。AED 使用方法：打开电源开关，按照图示将电极片贴在患者裸露的胸部，等待 AED 分析心律。如需电击除颤，等待 AED 充电，确保所有人员不接触患者，按下除颤按钮。除颤后，继续心肺复苏，2 分钟后 AED 再次分析心律。遵循 AED 语音提示操作，直到患者恢复自主呼吸和心跳，或专业急救人员到达现场。

61. 发生创伤出血时，会进行止血、包扎；对怀疑骨折的伤员不要随意搬动。

发生严重创伤时，应尽快拨打 120 急救电话呼救。

受伤出血时，应立即止血，以免出血过多损害健康甚至危及生命。伤口流血不多时，应先对伤口彻底清洗、有效消毒后，再进行包扎。伤口流血较多时，如果伤口没有异物，应立即采取直接压迫、加压包扎或止血带等方法进行止血。如果伤口有异物，不要轻易取出，应妥善固定，由医生处理。为他人处理出血伤口时，要做好个人防护，尽量避免直接接触血液。

对怀疑骨折的伤员进行现场急救时，应使伤员保持合理体位，不要随意移动伤处，不要在现场进行复位，以免断骨刺伤周围的血管、神经。开放性骨折直接包扎，不冲洗、不涂药。如现场环境不安全，需要紧急撤离时，在转运前需要对骨折部位进行妥善固定。

62. 会处理烧烫伤，会用腹部冲击法排出气道异物。

烧烫伤一般由火焰、沸水、热油、蒸汽等引起，轻者损伤皮肤，出现肿胀、水疱、疼痛；重者皮肤烧焦，甚至血管、神经、肌腱等同时受损。发生烧烫伤后，应立即用清洁水源持续冲洗或浸泡伤处降温 10~20 分钟，直至疼痛减轻。在冲洗的同时，迅速剪开或脱下受伤处的衣物，切勿强行剥脱。如出现水疱不要刺破，不要在创面上涂任何油脂或药膏，应用清洁的纱布或布料覆盖受伤部位，保护创面，防止感染；严重烧伤者，应尽快转送到有救治能力的医院治疗。

食物或其他物体进入气道后会导致气道阻塞，造成机体缺氧，严重时可引起窒息死亡。如发生气道梗阻，应立即拨打 120 急救电话。对不完全气道梗阻者，应鼓励其用力咳嗽。对于完全气道梗阻者，在等候 120 救援人员到来期间，应立即同步采用腹部冲击法急救。

腹部冲击法：施救者将双臂分别从患者两腋下前伸并环抱患者。一手握拳，另一手从前方包住该拳，使拳眼贴在患者肚脐上方 1~2 横指处，用力向患者上腹部的内上方连续冲击，直到异物被排出。

如果患者失去意识，出现呼吸、心搏骤停，应立即将其平放在地上，开始实施心肺复苏。

63. 抢救触电者时，要首先切断电源，不要直接接触触电者。

抢救触电者之前，首先做好自我防护。在确保自我安全的前提下，立即关闭电源，或用不导电的物体如干燥的竹竿、木棍等将触电者与电源分开。千万不要直接接触触电者的身体，防止施救者发生触电。

防止触电发生，要学习安全用电知识，正确使用家用电器，不超负荷用电；不私自接拉电线；不用潮湿的手触摸开关和插头；远离高压线和变压器；雷雨天气时，不站在高处，不在树下避雨，不打手机，不做户外运动。

64. 发生建筑火灾时，拨打火警电话119，会自救逃生。

所处房间发生火灾，如火势处于初起阶段，应使用正确方法将火扑灭；如火势较大无法扑灭，应尽快逃生，逃生时应关闭着火房间的房门，防止烟火向外蔓延。

所处房间外发生火灾，应先用手试探房门和门把手温度，如已发烫或有烟气从门缝进入屋内，则不要开门，要用浸湿的毛巾、抹布等堵住门缝，防止烟气进入，同时用水浇湿房门降温，并拨打119报警电话等待救援，切不可贸然逃生。可到外部没有烟气的窗口边，通过呼喊、挥舞鲜艳的衣物或手电筒发出求救信号，告知救援人员自身所处位置。如果房门温度正常，可开门缝观察，当逃生路线没有受到烟火威胁，判断可以顺利逃生的情况下，要及时撤离到户外安全的地方，建议家中常备防烟面罩，并学会正确使用方法，逃生时可避免受到有毒烟气侵害；如观察到逃生路线有少量烟气，要冷静判断能否安全到达室外安全场所，根据实际情况决定是否需要逃生，特别要指出的是，当自身所处环境相对安全（例如：所处房间与外界有耐火等级较高的门窗阻隔）的时候，固守待援往往比转移逃生更加安全。

逃生时如遇火灾烟气，要降低姿势以减少吸入烟气和提高能见度，必要时贴近地面匍匐前进。火灾逃生时不要贪恋财物，不乘坐电梯。

拨打火警电话119，要讲清楚火灾地址、起火部位、主要燃烧物、火势大小、有无人员被困等基本情况，留下报警人姓名和联系电话。

65. 发生滑坡、崩塌、泥石流等地质灾害和地震时，选择正确避险方式，会自救互救。

地质灾害是指在自然或者人为因素的作用下形成的，对人类生命财产造成损失的、对环境造成破坏的地质作用或地质现象，包括崩塌、滑坡、泥石流等类型。地质灾害避险应把握三个紧急撤离的原则，即隐患点发生强降雨时要紧急撤离、接到暴雨蓝色及以上预警要紧急撤离、出现险情或对险情不能准确研判时要紧急撤离。

遭遇滑坡，首先要保持冷静，迅速环顾四周，向较为安全的地段撤离，不能顺着滑坡体滑动的山坡跑，应向滑坡的两侧跑。当处在整体快速移动的滑坡体上但又来不及跑离时，要原地不动或抱住大树等物体。遇滑坡逃离时，切记不要顾及个人财物。

遭遇崩塌，如果身处崩塌影响范围一定要绕行；如果处于崩塌体下方，应迅速向两边逃生，越快越好；如果感觉地面震动，也应立即向两侧稳定地区逃离。

遭遇泥石流，不要沿沟谷上下跑，应向沟谷两侧山坡或高地跑，快速离开沟道、河谷地带。不要在土质松软的斜坡停留，以防斜坡失稳下滑，也不要躲在有滚石和大量堆积物的陡峭山坡下方。泥石流发生时，越高的地方越安全。

发生地震时，避险原则是伏地、遮挡、抓牢。感到地面震动时，立即就近卧倒在地，在桌子下、床下躲避，双手抓住旁边的固定物防止身体滑动。不要擅自跑动，否则容易被震落的建筑装饰物砸伤。

震后迅速撤离到安全地点。住高楼者，不要跳楼，不要使用电梯。撤离到室外后，要避开高大建筑物、立交桥、电线杆、广告牌等。震后不要立即返回建筑物内，以防余震发生。

如果地震被埋，要坚定生存信念，寻找和开辟脱险通道，保存体力，不要大喊大叫，可用砖头、铁器等有规律地击打管道或墙壁发出求救信号，尽量寻找和节约食物、饮用水，设法延长生命，等待救援。

震后救护伤员时，要立即清理口鼻异物，保持呼吸道通畅；对出血部位及时止血、包扎；对骨折部位进行固定。

66. 发生洪涝灾害时，选择正确避险方式，会自救互救。

洪涝灾害包括洪水灾害和雨涝灾害两类，多指大雨、暴雨引起水道急流、山洪暴发、河水泛滥、淹没农田、毁坏环境及各种设施等现象。严重的洪涝灾害会诱发山崩、滑坡、泥石流等次生灾害，在突发公共事件中属于重大、频发、面广的自然灾害。

预防洪涝灾害，要关注天气预报，多雨水季节不去山区河道等危险地带。注意洪灾预警，特别是发生持续暴雨时，要高度警惕。接到洪灾预警时，要根据政府要求，有序转移到地势高、地基牢固的地方。关闭煤气阀门和电源开关，防止次生灾害发生。

遭遇山洪，要果断躲避。溪、河洪水迅速上涨时，不要沿着河谷跑，应向河谷两岸高处跑。住宅被淹时，要向屋顶、大树转移，可用绳子将身体与固定物相连，以防被洪水卷走，并发出呼救信号，积极寻求救援。落水者要尽可能地保存体力，利用门板、桌椅、木床、竹木等漂浮物转移到较安全地带。不要贪恋财物，以免丧失逃生机会。

对于救上岸的淹溺者，不要控水，尽量将其置于侧卧位，注意擦干身体并保暖。如果溺水者意识不清，迅速清理口鼻异物，保持气道通畅。对呼吸心跳停止的溺水者实施心肺复苏，对有外伤的给予止血、包扎、骨折固定等。

参考文献

[1] 中共中央　国务院印发《"健康中国 2030"规划纲要》[J].中华人民共和国国务院公报,2016,(32):5-20.

[2] 国务院关于实施健康中国行动的意见[J].中华人民共和国国务院公报,2019,(21):17-21.

[3] 国家卫生健康委　国家发展改革委　教育部　科技部　民政部　财政部　扶贫办　医保局关于印发遏制结核病行动计划(2019—2022 年)的通知[J].中华人民共和国国务院公报,2019,(28):57-63.

[4] 国家卫生健康委　中央宣传部　中央政法委　中央网信办　教育部　科技部　公安部　民政部　财政部　广电总局关于印发遏制艾滋病传播实施方案(2019—2022 年)的通知[J].中华人民共和国国务院公报,2020,(06):56-61.

[5] 国家卫生健康委　国家发展改革委　教育部　科技部　财政部　生态环境部　医保局　中医药局　药监局　国务院扶贫办关于印发健康中国行动——癌症防治实施方案(2019—2022 年)的通知[J].中华人民共和国国务院公报,2020,(06):61-66.

[6] 国务院办公厅关于印发国家残疾预防行动计划(2021—2025 年)的通知[J].中华人民共和国国务院公报,2022,(02):8-15.

［7］国家卫生健康委　教育部　科技部　工业和信息化部　财政部　人力资源社会保障部　住房城乡建设部　退役军人部　市场监管总局　广电总局体育总局　医保局　银保监会　中医药局　中国残联关于印发"十四五"健康老龄化规划的通知［J］.中华人民共和国国务院公报,2022,（15）:56-66.

［8］保健食品注册与备案管理办法［J］.中华人民共和国国务院公报,2016,（14):94-103.

［9］电子烟管理办法［J］.中华人民共和国国务院公报,2022,（18）:52-56.

［10］中华人民共和国疫苗管理法［J］.中华人民共和国全国人民代表大会常务委员会公报,2019,（04):678-693.

［11］中华人民共和国药品管理法［J］.中华人民共和国全国人民代表大会常务委员会公报,2019,（05):771-788.

［12］中华人民共和国民法典［J］.中华人民共和国全国人民代表大会常务委员会公报,2020,(S1):1-177.

［13］中华人民共和国基本医疗卫生与健康促进法［J］.中华人民共和国全国人民代表大会常务委员会公报,2020,（01):46-57.

［14］中华人民共和国刑法［J］.中华人民共和国全国人民代表大会常务委员会公报,2021,(S1):117-213.

［15］中华人民共和国动物防疫法［J］.中华人民共和国全国人民代表大会常务委员会公报,2021,（02):237-251.

［16］国家卫生健康委　中宣部　中央文明办　中央网信

办　教育部　民政部　财政部　国家广电总局　国务院妇儿工委办公室　共青团　中央全国妇联中国关工委关于印发健康中国行动——儿童青少年心理健康行动方案（2019—2022年）的通知［J］.中华人民共和国教育部公报,2019,（12）:15-18.

［17］农业农村部关于印发《高致病性禽流感疫情应急实施方案（2020年版）》的通知［J］.中华人民共和国农业农村部公报,2020,（04）:32-40.

［18］国家卫生计生委关于印发《国家基本公共卫生服务规范(第三版)》的通知［J］.中华人民共和国国家卫生和计划生育委员会公报,2017,（03）:21.

［19］国家卫生健康委关于印发国家免疫规划疫苗儿童免疫程序及说明（2021年版）的通知［J］.中华人民共和国国家卫生健康委员会公报,2021,（02）:13-22.

［20］中华人民共和国国务院.农药管理条例［EB/OL］.（2023-12-05）［2024-04-29］.http://www.fgs.moa.gov.cn/flfg/202312/t20231205_6442161.htm.

［21］健康中国行动推进委员会.健康中国行动（2019-2030年）［EB/OL］.（2019-07-15）［2024-04-29］.https://www.gov.cn/xinwen/2019-07/15/content_5409694.htm.

［22］环境保护部办公厅.关于印发《国家环境保护环境与健康工作办法(试行)》的通知［EB/OL］.（2018-01-25）［2024-04-29］.https://www.mee.gov.cn/gkml/hbb/bgt/201801/t20180130_430549.htm.

［23］生态环境部　中央文明办　教育部　共青团中央　全国妇联.关于公布《公民生态环境行为规范(试行)》的公告［EB/OL］.(2018-01-25)［2024-04-29］.https://www.mee.gov.cn/xxgk2018/xxgk/xxgk01/201806/t20180605_629588.html.

［24］生态环境部.关于发布《中国公民生态环境与健康素养》的公告［EB/OL］.(2020-07-24)［2024-04-29］.https://www.mee.gov.cn/xxgk2018/xxgk/xxgk01/202007/t20200727_791324.html.

［25］生态环境部办公厅.关于印发《"十四五"环境健康工作规划》的通知［EB/OL］.(2022-07-27)［2024-04-29］.https://www.mee.gov.cn/xxgk2018/xxgk/xxgk05/202207/t20220729_990245.html.

［26］国家卫生计生委　中宣部　中央综治办　国家发展改革委　教育部　科技部　公安部　民政部　司法部　财政部　人力资源社会保障部　文化部　工商总局　新闻出版广电总局　中科院　国家中医药局　全国总工会　共青团中央　全国妇联　中国科协　中国残联　全国老龄办.关于加强心理健康服务的指导意见［EB/OL］.(2017-01-19)［2024-04-29］.http://www.nhc.gov.cn/jkj/s5888/201701/6a5193c6a8c544e59735389f31c971d5.shtml.

［27］国家卫生健康委　中共中央宣传部　国家发展改革委　教育部　科技部工业和信息化部　民政部　财政

部 人力资源社会保障部 生态环境部 住房城乡建设部 应急管理部 国务院国资委 市场监管总局 国家医保局国家矿山安监局 全国总工会.关于印发国家职业病防治规划（2021-2025年）的通知［EB/OL］.（2021-12-07）［2024-04-29］.https://www.gov.cn/zhengce/zhengceku/2021-12/18/content_5661756.htm.

［28］国家卫生健康委.居家、社区老年医疗护理员服务标准［EB/OL］.（2022-11-09）［2024-04-29］.http://www.nhc.gov.cn/wjw/lnjk/202211/1be93aeb26324add97d296cd6a0ca380.shtml.

［29］国家卫生健康委.中国健康老年人标准［EB/OL］.（2022-11-09）［2024-04-29］.http://www.nhc.gov.cn/wjw/lnjk/202211/89cb032e5a4a4b5499dfa9f0d 23243ff.shtml.

［30］国家卫生计生委办公厅.关于印发流动人口健康教育核心信息及释义的通知［EB/OL］.（2016-06-12）［2024-04-29］.http://www.nhc.gov.cn/rkjcyjtfzs/zcwj2/201606/749d670ec7cc465e958f128c2908257e.shtml.

［31］国家卫生健康委办公厅.关于印发健康口腔行动方案（2019—2025年)的通知［EB/OL］.（2019-02-16）［2024-04-29］.https://www.gov.cn/xinwen/2019-02/16/content_5366239.htm.

［32］国家卫生健康委办公厅.关于印发老年失能预防核心信息的通知［EB/OL］.（2019-08-23）［2024-04-29］.https://www.gov.cn/zhengce/zhengceku/2019-11/18/content_

5453051.htm.

［33］国家卫生健康委办公厅.关于印发常见动物致伤诊疗规范（2021 年版）的通知［EB/OL］.（2021-07-29）［2024-04-29］. https：//www.gov.cn/zhengce/zhengceku/2021-08/07/content_5630006.htm.

［34］国家卫生健康委办公厅.关于印发不孕不育防治健康教育核心信息的通知［EB/OL］.（2021-07-29）［2021-11-08］. http：//www.nhc.gov.cn/fys/s3581/202111/64f7b7f7ecb84abe91d8cb07f1cadbf1.shtml.

［35］国家卫生健康委办公厅.关于开展 2022 年全国高血压日主题宣传活动的通知［EB/OL］.（2022-09-29）［2024-04-29］. http：//www.nhc.gov.cn/yzygj/s7653p/202209/452828e25bd8480da3ef9ea1238e2b33.shtml.

［36］国家卫生健康委应急办.公民卫生应急素养条目［EB/OL］.（2018-04-12）［2024-04-29］. http：//www.nhc.gov.cn/yjb/s2908/201804/b2a724c794914d19b92b96e0882b9fbf.shtml.

［37］国家卫生健康委食品司.中国居民减盐核心信息十条［EB/OL］.（2019-08-19）［2024-04-29］. http：//www.nhc.gov.cn/sps/s7886t/201908/954dca7d6c294e228ea8768409764e3f.shtml.

［38］国家卫生健康委疾控局.以 PM2.5 为首要污染物的重污染天气健康教育核心信息［EB/OL］.（2018-11-14）［2024-04-29］. http：//www.nhc.gov.cn/jkj/s5899tg/201811/

850a8b8b66e841939e31733802e620ce.shtml.

［39］国家卫生健康委疾控局.关于开展 2020 年全国肿瘤防治宣传周活动的通知［EB/OL］.（2020-03-23）［2024-04-30］. http://www.nhc.gov.cn/jkj/s5878/202003/8f30acddc9f84132a414233e8937d431.shtml.

［40］国家卫生健康委疾控局.关于开展 2020 年"全国爱牙日"宣传活动的通知［EB/OL］.（2020-08-25）［2024-04-30］. http://www.nhc.gov.cn/jkj/s7914/202008/3b1a38ce83f845d69307f3ddf31cea84.shtml.

［41］国家卫生健康委疾控局.关于开展 2020 年联合国糖尿病日主题宣传活动的通知［EB/OL］.（2020-10-29）［2024-04-30］. http://www.nhc.gov.cn/jkj/pqt/202010/3f5e236e29ba440381df388d44321d81.shtml.

［42］国家疾控局综合司　国家卫生健康委办公厅.关于印发狂犬病暴露预防处置工作规范（2023 年版）的通知［EB/OL］.（2023-09-16）［2024-04-29］. https://www.ndcpa.gov.cn/jbkzzx/c100081/common/content/content_17151725962299992448.html.

［43］国家疾控局综合司　国家卫生健康委办公厅.关于印发预防接种工作规范（2023 年版）的通知［EB/OL］.（2023-11-30）［2024-04-29］. https://www.gov.cn/zhengce/zhengceku/202312/content_6920274.htm.

［44］中国疾病预防控制中心.癌症防治核心信息及知识要点［EB/OL］.（2019-04-16）［2024-04-30］. https://www.

chinacdc.cn/jkzt/mxfcrjbhsh/jcysj/201904/t20190416_
201097.html.

［45］中国疾病预防控制中心. 职业卫生健康教育核心信息及
释义［EB/OL］.（2021-04-16）［2024-04-30］. https://www.
chinacdc.cn/jkzt/zywsyzdkz/xglj_12271/202104/t20210420_
229921.html.

［46］中国疾病预防控制中心. 中国劳动者职业健康素
养——基本知识和技能（2022 年版）［EB/OL］.（2022-
03-09）［2024-04-30］. https://www.chinacdc.cn/oafg/
kpgjoa/202203/t20220309_257622.html.

［47］中国疾病预防控制中心妇幼保健中心. 关于更新《妇
幼保健健康教育基本信息》的通知［EB/OL］.（2019-
09）［2024-04-30］. https://www.chinawch.org.cn/xzzx/
pxzlxz/202003/P020200331567152551066.pdf.

［48］中国疾病预防控制中心性病艾滋病预防控制中心. 艾滋
病防治宣传教育核心信息［EB/OL］.（2019-11）［2024-
04-30］. https://ncaids.chinacdc.cn/fazl/zsyd/201910/
t20191024_206453.htm.

［49］中国健康教育中心. 2 型糖尿病防治健康教育核心信息
及释义（2021 版）［EB/OL］.（2022-02-10）［2024-04-30］.
https://www.nihe.org.cn/portal/jkkp/mxb/2022/02/1646
077981461390.htm.

［50］国家心血管病中心. 国家基层高血压防治管理指南
（2020 版）［EB/OL］.（2020-12）［2024-04-30］.https://

www.nccd.org.cn/News/Information/Index/1090.

［51］世界卫生组织.世界精神卫生报告：向所有人享有精神
卫生服务转型［EB/OL］.（2022-06-16）［2024-04-30］.
https://www.who.int/china/zh/publications-detail/978924
0050860.

［52］中国红十字会总会.救护员指南［M］.北京：社会科学
文献出版社，2016.

［53］中国红十字会总会.救护师资教程［M］.北京：人民卫
生出版社，2016.

［54］国家体育总局.全民健身指南［M］.北京：北京体育大
学出版社，2018.

［55］中国健康教育中心.中国青少年健康教育核心信息及释
义（2018版）［M］.北京：人民卫生出版社，2018.

［56］中国疾病预防控制中心慢性非传染性疾病预防控制中
心.全球儿童安全组织（中国）.儿童溺水预防［M］.北
京：人民卫生出版社，2019.

［57］中国体育科学学会.运动处方［M］.北京：高等教育出
版社，2020.

［58］《中国人群身体活动指南》编写委员会.中国人群身体
活动指南（2021）［M］.北京：人民卫生出版社，2021.

［59］国家卫生健康委疾病预防控制局，中国疾病预防控制中
心慢性非传染性疾病预防控制中心.社区老年人跌倒预
防控制技术指南［M］.北京：人民卫生出版社，2021.

［60］中国疾病预防控制中心结核病预防控制中心.中国结

核病防治工作技术指南［M］.北京:人民卫生出版社,
2021.

［61］中国营养学会.中国居民膳食指南（2022）［M］.北京:
人民卫生出版社,2022.

［62］GB/T 38353-2019,农村公共厕所建设与管理规范［S］.

［63］国家卫生健康委员会.心理健康素养十条（2018年版）［J］.
健康向导,2020（2）:50-52.

［64］艾滋病防治条例（2019年修订）［J］.中国艾滋病性病,
2019,25（04）:435-438.

［65］中华医学会糖尿病学分会.中国2型糖尿病防治指南
（2020年版）［J］.中华糖尿病杂志,2021,13（4）:315-
409.

［66］中华医学会呼吸病学分会慢性阻塞性肺疾病学组,中
国医师协会呼吸医师分会慢性阻塞性肺疾病工作委员
会.慢性阻塞性肺疾病诊治指南（2021年修订版）［J］.
中华结核和呼吸杂志,2021,44（3）:170-205.

［67］中华医学会糖尿病学分会,国家基层糖尿病防治管理办
公室.国家基层糖尿病防治管理指南（2022）［J］.中华
内科杂志,2022,61（03）:249-262.

［68］中华医学会肝病学分会,中华医学会感染病学分会.慢
性乙型肝炎防治指南（2022年版）［J］.中华肝脏病杂
志,2022,30（12）:1309-1331.

［69］中华医学会肝病学分会,中华医学会感染病学分会.丙
型肝炎防治指南（2022年版）［J］.中华肝脏病杂志,

2022,30（12）:1332-1348.

［70］中华医学会骨质疏松和骨矿盐疾病分会.原发性骨质疏松症诊疗指南（2022）［J］.中华内分泌代谢杂志,2023,39（5）:377-406.

52检